高タンパク健康法

病気やストレスに負けないために

三石 巌
MITSUISHI Iwao

健康基本知識シリーズ 1

本書は『高タンパク健康法』（講談社　１９７６年）の後に出版された『タンパク質の分子栄養学　三石巌全業績　９』（現代書林　１９８３年）を改訂して出版したものである。改訂にあたっては、阿部皓一氏（日本ビタミン学会功労会員）が原著と現在の科学常識との整合性をチェックした。原著の内容に問題はなかったのでそのままとし、新たに定められた学術用語、科学用語および行政官庁発表の基準値を変更した。また、当社編集部において漢字仮名遣いおよび表現を現代のものに一部変更した。

［変更した用語］
助酵素→補酵素
痴呆→認知症

「高タンパク健康法」の編集に際して

日本ビタミン学会功労会員　**阿部皓一**

「高タンパク健康法」の改訂版を出版するに際して、三石巌先生のご令嬢の株式会社メグビーの笹木多恵子社長から、最新の科学と齟齬がないように訂正することを依頼され、旧版の「タンパク質の分子栄養学」を拝読しました。結論的には、その内容は、ほとんど、タンパク質の最新の情報と一致しておりました。したがって、当時とは変更になっている学術用語、科学用語のみを変更しました。

本書は第1章「高タンパク食の奇跡」、第2章「高タンパク食はなぜ必要か」、第3章「タンパク質分子の立体構造」、第4章「酵素、ビタミン、ホルモン」、第5章「ストレスも、風邪も肥満も追放」、第6章「筋肉も骨も強化する」、第7章「頭の健康管理にも……」、第8章「老化現象や公害病の救世主」および第9章「高タンパク食生活の心得」から構成されています。

私は、40数年、ビタミンの研究・情報を仕事にしており、ビタミンの重要性を力説してまいりました。身体を舞台に例えますと、ビタミンは名わき役ではありますが、主役は三大栄養素の炭水化物・タンパク質・脂質であり、特に多機能性をもつタンパク質が大主役と考えております。本書を読むと、タンパク質の重要性が理解でき、高タンパク食の重要性、ビタミン・ホルモン・ストレスとの関係、筋肉・骨の強化、認知症との関連、老化防止効果などを幅広く思考できるようになります。機能性タンパク質は、そのままの形で吸収されず作用を示すことはほとんどないことが指摘されますが、プロテインスコアの高いアミノ酸を摂取すれば、体内で必要なタンパク質の生合成の原料として利用されます。

本書と遭遇して、生体内のタンパク質を多面的側面から動的状態で把握することができ感謝いたしております。

本書は、生命現象を分子物理・化学的に科学思考することを基本とする三石巖先生の分子栄養学の理論に則り、タンパク質と関連物質を分子レベルで分かりやすく記述されている、時代を超えた優れた書籍です。栄養学・薬学・医学を志す学生・社会人、医師・看護師・薬剤師・管理栄養士など健康関連産業の従事者、健康維持を心がける一般消費者など、多くの人が是非、一読して、高タンパク食による健康維持法を身に着けてほしいと思っています。

阿部皓一
薬学博士、日本ビタミン学会功労会員・功績者 元役職理事、脂溶性ビタミン総合委員会顧問、ビタミンB研究室参与、日本過酸化脂質・抗酸化物質学会幹事、武蔵野大学薬学部SSCI研究所分析センター長、昭和薬科大学学外委員、株式会社メグビー顧問、株式会社SSFK研修センター顧問

目次

プロローグ　14

1　高タンパク食の奇跡　21

高タンパク食とは　22
老眼、半身不随、エリテマトーデス、骨折　23
高タンパク食の意味　24
低タンパク食のデメリット　25
知的障害や発育不全になる　27
南軍兵士はなぜ敗けたか　30
〝肺病芸術〟よ、さらば　31
ストレスで低下するタンパク質　34

2　高タンパク食はなぜ必要か　37

チョー（CHO）とチョン（CHON）　38
糖質、脂質との相違点　39
第一義的なもの＝プロテイン　41

アミノ酸の鎖状分子 …… 44
ペプチドはホルモンにもなる …… 47
幸せにするペプチド …… 48
生体におけるタンパク質の役割 …… 50
消化システムと消化過程 …… 52
アミノ酸は単独でも役割がある …… 54
タンパク食品が美味なわけ …… 56
良質タンパクの諸条件 …… 57
白米のタンパク点数 …… 59
大切なのは〝配合〟だ …… 61
必須アミノ酸の含有量 …… 63
トウモロコシの問題点 …… 64
「異化」と「同化」 …… 67
親譲りの酵素反応 …… 69
〝破壊〟と〝建設〟のバランス …… 70
タンパク質の半交代期 …… 72

3 タンパク質分子の立体構造 77
一次構造＝アミノ酸の順序 78
〝アミノ酸組立工場〟リボゾーム 79
DNAの遺伝情報 82
一つ狂えば異常体質に 86
クリックの「生命の中心原理」 88
分子生物学の夜明け 89
魚の目は分子的現象 92
二次構造＝直線とらせん 94
三次構造＝球状タンパク 97
四次構造＝オリゴマーの形成 98
アルカリ性に保つべき理由 101
4 酵素、ビタミン、ホルモン 103
（1） 酵素療法の問題点 104
血色素（ヘモグロビン）の合成と酵素 104
調節遺伝子と抑制タンパク 106
卵を敬遠するのは少しヘンよ 108

酵素を口に入れると……？ 110
市販の各種酵素剤 112
「酵素療法」の鉄の壁 115

(2) ビタミンとタンパク質 117
ビタミンがなければ活性不能 117
主酵素と補酵素 119
タンパク足りて体質を知る 122

(3) ホルモンとタンパク質 125
細胞には〝個性〟がある 125
副腎皮質刺激ホルモンの標的 127
ミスリーディングによる突然変異 130
貴重な免疫監視機構 131
自己免疫病とその対策 133

5　ストレスも、風邪も、肥満も追放　135
(1)　ストレス対策　136
ストレスの三段階　136
ストレスに妙薬はないが……　138
ストレスに負けぬ栄養作戦　140
(2)　インフルエンザ対策　142
『さらば風邪薬』日本版　142
インターフェロンと鉛　144
リンパ球、「T細胞」、「B細胞」　145
(3)　肥満対策　149
肥満の影に栄養素欠乏症　149
断食の苦労なしに痩せる方法　151
肥満児も「規定食事法」を　154
6　筋肉も骨も強化する　157

（1）筋肉の発達効果 158
増やせフィラメント数 158
運動前に高タンパク食を 162
6秒間の筋緊張持続 164
アイソメトリックス健康法の勧め 165
筋萎縮症にブレーキ 167
（2）骨の強化効果 168
骨の強化の基は間質、 168
骨折しやすい低タンパク食児 170
関節痛やギックリ腰を防ぐ…… 171
ムチウチ症の回復に卓効 174
7 頭の健康管理にも…… 177
脳におけるタンパク質の役割 178
神経細管による輸送 180
認知症の原因は 181
遊休状態の脳細胞のゴミ、 183
30歳を境に脳細胞は脱落 184

高血圧とタンパク質 …… 186

8 老化現象や公害病の救世主 …… 189

(1) 皮膚や毛髪の老化防止 …… 190

「遊離基」という名のゲバ分子 …… 190
遊離基〝老化物質〟説 …… 193
タンパク質の変性とその諸例 …… 196
シワとなめし皮 …… 198
コールドパーマの原理 …… 202

(2) 公害、薬害への挑戦 …… 206

解毒のメカニズム …… 206
鉛中毒患者の自衛策 …… 207
酒の肴はタンパク質に限る …… 209
公害〝毒性〟との戦い …… 211
内臓諸疾患には高タンパク食を …… 213

9 高タンパク食生活の心得 …… 217

その不足は全身に悪影響 218
タンパク食の高・低の比率差 219
体重1キログラム当たり1グラムが必要 220
スープやみそ汁の効用 223
高カロリー食必ずしも健康食ならず 224
高タンパク食20のメリット 227
索引 235

プロローグ

タンパク質を大量に摂ることの意義は誠に大きい。高タンパク食に変換するだけで、病気の治る例さえあるのだ。

それならば、何を指して高タンパク食というのだろうか。

タンパク質の必要量については、いろいろなことが言われている。

いずれにせよ、最終的な結論は、生体内におけるタンパク質、またはアミノ酸の働きが、残らず解明された時、初めて打ち出されるべきものだ。

現代の科学がそこからまだ程遠いことを考えれば、タンパク質の必要量の数字は、どれもが十分な根拠の上に立つものとはいえない。本書の論理は、他でもないその数字を求めて展開される。

我々人間にとって、食物は、空気や水と共に、なくてはならないものである。しかし、その要請は、人間に特有なものではなく、すべての動物に共通な大原則といって良い。飲まず食わずで生きていられるのは、冬眠もしくは夏眠中の動物に限る。その時の動物は、死んだも同然の〝仮死〟の状態にあるのだから、話は別だ。

食物がなくては生きていられないという点で、人間と下等動物との間に違いがないことは確かだが、そこに一つの重大な相違点がある。それは、食物が、下等動物においては空腹感を解消するための必要物であるのに対し、人間においては健康維持のための必要物である、という点だ。

これは、意識の問題に属する。

原始人の意識では、食物は空腹の時に食べるものであったろう。それはいわば、猿をも含む下等動物の意識である。それが次第に進化して、健康を保つためには規則正しい食事を、というような、人間特有な意識にまで高まった。いわゆる三度三度の食事という言葉に象徴される食習慣には、人間の文化として貴重なものがある。

1912年に、臓器移植法の創案などによってノーベル医学生理学賞を受けたフランス人アレキシス・カレルは、名著『人間この未知なるもの』の中に、原始の人間は、二日や三日は食物を食わず、挙げ句の果てに腹一杯詰め込んだものだ、たまにはそのような食いだめができるようでないと、人間本来の機能は退化する、という意味のことを書いている。

一方、片隅のことではあるが、体質改善のため、または難病追放のために、一定のスケジュールによる断食を強行する人もいる。

人間の慣習の中で、確固として定着した定型的な食習慣に、このような造反を試みる企図には、それなりの意義があろう。しかし、そのような実践を評価する時、プラスよりもマイナス因子が大きいと科学は証言するだろう。人類は、すでに原始人から遠く離れており、高い文化の中にはめ込まれている。しかも、食物というものについて、膨大な知識を持ってしまった。栄養に関する科学が大いに進歩したということである。

我々は、その高度に発達した段階の科学から、日常の食生活を問い直す時期にきている、ということだ。そのことに気の付かない人々は、時代に遅れるということでもあり、科学の恩恵に浴し損なうということでもある。そして、そのような人が少なくないのが実情だ。

本書をひもとき、「医者でもないくせに」というような感想を持った読者もいるに違いない。だが、栄養について語る人間とすれば、それは、むしろ当然のことといえよう。栄養学を軽視してきた日本の医学教育の反映が、この種の批判の中にある。医学部に栄養学の講座を設置したのは東大が最初で１９５２年のことであるが、今日に至るまでに、これに続くものは少数派に留まっている。

ルモンド紙の極東総支配人ロベール・ギランはいみじくも言った。「無知こそは諸悪の根源である」と。端的に言うならば、不健康も病気も〝諸悪〟のうちに入る。そうかといって、すべての不健康や病気が無知からくる、などという暴言を吐くつもりはない、だが、無知からくる不健康や病気が少なくないことは、疑う余地のない事実である。

ここに私は、知識を求める人々に栄養について語ろうとする。私はすでに『ビタミンEのすべて　三石巌全業績 7』、『老化への挑戦　三石巌全業績 17』、『自力でできる健康長寿法』(実業之日本社)、『ガンは予防できる　三石巌全業績 2』など、健康に関する書物をいくつか著している。この種の著作に当たっての私の意図は、なるべく多くの人に、今日の科学のレベルにふさわしい健康管理を望むことにあり、また、健康の窓を通して科学との出会いを求めることにある。世の中には、科学は嫌いだ、などと平気で言う人がいるけれど、科学が嫌いでは健康管理はできないのだ。

これまで私の書いた健康関係の書物の序文には、「この本が読めないような人に、健康問題を語る資格はない」という意味の文を必ず書いてきた。心の底からそう思っているから、そう書いたのである。本書についても、私は同じことを言いたい。

科学を離れて、栄養について語り、健康を論じる人も、また、この本を開いて難解だと放り出す人も、健康から見放される恐れがあるだろう。食品公害の話をちょっとかじって、何も食うものがなくなったと歎く人があるなど、今日の食物には問題が山積している。この中で生命を全うする道は、食品の選択にびくびくするような心境にあるのではなく、生体や栄養についての理解を深めることにあるのだ。

人は言うだろう。「今さらタンパク質の話とは何だ。そんなことはとっくに知っている。自分はタンパク質については十二分に注意してきた。お節介は無用だ。栄養不良呼ばわりは無礼千万だ」と。

そういう種類の反応に、私は慣れている。私は決して、それを頭から反論しようなどとは思わない。人はそれぞれに自由であり、各自の方法で自分を守っているはずだ。我々は、めいめいに勝手な方法で、自分への責任を果たしている。それでいいのだ。

だが〝後の祭〟という警句を思う。

真理に耳を貸さないのは損ではないか。科学の進歩にそっぽを向いていて、後の祭を見る恐れはないのだろうか。

三石　巌

＊本プロローグは『タンパク質の分子栄養学　三石巌全業績9』（現代書林1983年）のものをそのまま記載した。

1 高タンパク食の奇跡

高タンパク食とは

高タンパク食とは何か、という問題は後回しになるが、とにかく、タンパク質を大量に摂る食生活というものがある。朝食に目玉焼き、夕食にコンソメと150グラムのビフテキ、というような食生活は、高タンパク食の名に値するかというと、タンパク食品がこれだけとすれば、それでも駄目だ。ということは、高タンパク食の設計が至難である、ということだ。現実的には、純粋に近い良質タンパクの添加を考えないと、大幅なカロリーオーバーを覚悟しない限り、高タンパク食を日常の食習慣に摂り入れることは不可能である。

この目的で作られた高タンパク食品は、形態からすると、液状、粉状、細粒状などに分類される。いずれも、アメリカで開発されたものである。液状タンパク食品は、アメリカで死亡事故を起こしたことがあるが、これは痩せる目的に沿うための添加物によるものとされた。

我が国に多く出回っている高タンパク食品は、粉状または細粒状である。牛乳や水などに溶かして飲むわけだが、溶けやすいのは細粒状のものである。いずれにせよ、これは、良質タンパクであり、かつ、タンパク質の比率の高いものがよしとされる。私は、大豆タンパクと牛乳タンパクとの適当な比率の混合物に、タンパク質の質を高めるための添加物などを加えた食品を「配合タンパク」と呼ぶことにしている。アメリカ製のこの種の食品の多くは、脱脂大豆粉に近いもので、タンパク質として良質のものではない。アメリカ人の食習慣は、日本人ほどの低タンパク食に偏ってはいないから、これで間に合うのであろう。

ここに述べた粉末タンパクや配合タンパクは、小麦胚芽油やレシチンなどと共に、いわゆる「栄養補助食品」あるいは「健康食品」のカテゴリーに入れられている。そして、この種の食品は、アメリカ渡来のものが大部分である。そのカテゴリーに属するものとして、最初に日本に上陸したのは粉末タンパク食品であった。これはおそらく1970年ころのことである。従って、その当時、いわゆる「栄養補助食品」の効果といえば、それは高タンパク食によるものを意味した。その次に登場したのは小麦胚芽油であるが、これの輸入は、その数年後のことであった。

老眼、半身不随、エリテマトーデス、骨折

粉末タンパクの補給による高タンパク食で病気が治った例は、枚挙にいとまがない。

何となく、人に勧められるままに、粉末タンパクを飲んだ老夫婦がいた。高タンパク食を始めてしばらくすると、老眼鏡でもよく見えなくなったことに気付いた。夫妻は眼科医の診断を受けた。すると、老眼がいくぶん回復していることが分かった。

5年前に脳卒中で中風に倒れ、何とかならないか、とリハビリに励む老人がいた。ある時娘が粉末タンパクを持ってきて、老人に勧めた。老人は特別な期待もなく、高タンパク食を

始めた。

すると、手足が少しずつ動くようになって、半年後に症状が全く消え失せた。車道楽の老人は、毎週末、伊豆の別荘まで、東京からドライブを楽しんでいる。

今度は、全身性エリテマトーデスの中年婦人の場合である。彼女の顔は紅斑性狼瘡で、ところどころが、黒い布を貼り付けたようになっている。時々高熱が現れ、関節が痛む。

この二目と見られない顔、病人特有の歩き方。これが高タンパク食を始めると、25日で、忘れたように全快してしまった。

屈強な中年男性が、酔っぱらって駅の階段を踏み外し、頭を下にして墜落した。足と肋骨を骨折し、全身打撲で救急車に乗せられた。入院先から通報を受けた娘が、配合タンパクを届けた。それがものをいって、たった3週間で、彼氏は無事退院することができた。

例外的かもしれないが、高タンパク食だけで風邪が治った場合もある。

高タンパク食の意味

ここにあげた具体例は、我々に何を語るのであろうか。

老眼の場合についていえば、それが低タンパク食からきた、と考えることができる。そうかといって、すべての老眼が低タンパク食によるとしては正しくないだろう。

半身不随の場合、その原因となる神経障害が低タンパク食からきた、と考えて良い。全身性エリテマトーデスは、自己免疫病に属する。この免疫異常が低タンパク食からきた、と考えて良いだろう。

骨折についていえば、それの治癒に、タンパク質が寄与したことは明らかである。

この種の好成績が医療技術の枠内では期待できないことを、我々はよく知っておかなければならない。患者側は主治医に協力を要請すべきであり、医師側は患者に協力すべきである。虚心に話し合えば、食事療法などたやすいはずだ。

低タンパク食のデメリット

ところで、日本人の食生活では、とかくタンパク質が不足する。それが、老視や半身不随や全身性エリテマトーデスにつながるか、つながらないか、などの議論はさておいて、ハワイの日系米人についての調査を紹介しよう。それをやったのは、ハワイ大学のヒルカー教授である。

ハワイには、日系人が多い。彼らは白人と比べて血圧が高い。そこでヒルカーは、この原因が食習慣にあると見て、動物実験を試みた。ラットを2組に分け、A組には和食を、B組には洋食を与えた。そしてその血圧を測ってみると、A組の平均は188、B組の平均は1

24と出た。

これで和食が高血圧食であることは分かったのだが、ヒルカーはこれの原因を食塩と考えた。そこでA組に与える和食の塩分を極端に減らし、B組に与える洋食の塩分を極端に増やしてみた。すると、A組の血圧が134まで下がったのは期待通りとして、B組の血圧は変わらなかった。

ヒルカーは、日系米人の高血圧が、和食に多い塩分だけが原因ではなく、タンパク質とビタミンB_2との不足にも原因がある、との結論に達した。

タンパク質の不足は腎機能の低下をもたらし、濾過作用を鈍らせる。それをカバーするために血圧が上がる、というのが、この種の現象の論理である。ヒルカーの実験は、タンパク質の追加摂取が、高血圧対策たり得ることを教えてくれたことになる。

とにかくここに紹介した資料から、タンパク質が健康管理上の重要な鍵の一つとなっていることが分かるだろう。

ここでの問題は、注意しているはずの日常の食事の中で、無意識のうちにタンパク質不足が起こって、さまざまな障害を起こしている点にある。知らず知らずのうちに、病気の種をまくような食習慣が実際にあるということだ。こういうところまで、〝無知〟の範囲を広げることが、おそらく本書に課せられた使命ということになるだろう。

ところで、〝高タンパク食〟などという言葉は、普通の家庭用語にはない。それは病院用語であって、肝臓病患者のために特別に作られた食事を指す言葉である。社会通念では、肝臓だけがタンパク質を要求するような話になっているということだ。

知的障害や発育不全になる

日常の食事が、高タンパクか低タンパクか、などという問題は、野生の動物にはありようがないのに、人間や家畜や実験動物にはある。このような事情は、食物の枠が人為的にはめられていることからくる。しかしその枠は、動かせることもあり、動かせないこともある。そこには経済の問題も絡んでくるから、事はややこしい。

いわゆる低タンパク食は、腎臓病患者に対して、よく医師が指示する。ただしこの時は、低カロリーという条件が付く。食事の量を全面的にカットして、腎臓の負担を軽くしようというわけだ。

低タンパク食などという名は付かないが、客観的条件からこのような食事に陥るケースはまれでない。世界中に、タンパク過剰の食事をする人は一人もいない、と極言する栄養学者がいるけれど、彼の目から見れば、すべての人が低タンパク食に甘んじていることになる。

１９３３年にウィリアムズは、アフリカのガーナで悲惨な乳児を見た。母親の妊娠が頻繁なために、彼らは授乳期を無理に中断させて離乳食に移行させられる。

これが低タンパク食であることから、さまざまな障害が起こる。これを「クワシオルコール」という。この離乳食は、カロリーは十分であるが、タンパク質が不足しているだけのことだ。

クワシオルコールの特徴は、こうである。まず、発育がよくない。髪の毛が灰色や白で、他の子と色が違う。浮腫がある。肝臓が脂肪を溜めたり硬化したりする。湿疹ができやすい。胃腸が悪い。イライラしている。無感動である。筋肉の発育が悪く、運動神経が鈍い。敏活な動作ができない。

クワシオルコール患者の毛髪は、細くて抜けやすい。タンパク質不足の特にひどい時期に伸びた部分は白くなる。色のある部分とない部分とが、交互になる。クワシオルコールによる入院患者の死亡率は50％にも上るという。

クワシオルコールに陥る低タンパク食をラットに与えてみると、そのラットの発育が遅いばかりでなく、迷路実験の結果は、知能の劣化を示す。

幼児が、ここにあげた病状の片鱗を現わしたとしたら、タンパク質の不足を疑ってみるのが賢明であろう。

無論これは医師の発想ではない。いわゆる予防医学的な発想であって、今日では全く我々素人の領域に属する。クワシオルコールの多発する地域の成人には、肝硬変の患者が異常に多いという。

クワシオルコールは、アフリカばかりでなく、南米諸国、インド、インドネシア、フィリピン、ハンガリー、イタリアなどにも見られる。タピオカ、ヤマノイモ、サツマイモを常食とする地方に多く、米、麦を常食とする地方に少ないことから、糖質の摂取量や質にも関係がありはしないか、との説もある。

クワシオルコールは、低タンパク食、特に低乳タンパク食を主な病因とするが、これに低カロリー食の性格が加わるケースがある。この場合、飢餓状態があるわけだが、タンパク質の比率が必ずしも低くはない関係上、障害は比較的軽い。例えば、習慣性の下痢も、クワシオルコール患者ほどひどくはない。それにしても、皮下脂肪の減少や組織の萎縮、カリウムの喪失を起こし、ついには脱水症状を呈するに至る。

低タンパク食に低カロリー食を加えた場合に現れる症状を「消耗症」という。クワシオルコールの幼児は丸みのある顔をしているが、消耗症の子は、皮下脂肪も筋肉も少ないので、顔が小さくしなびている。体重は著しく軽いが、髪の毛の色は正常だ。

クワシオルコールと消耗症とを比較してみると、低タンパク食の欠点が、摂取した栄養のうちで、タンパク質の比率の低い時に現れることが、よく分かるだろう。

南軍兵士はなぜ敗けたか

日本人にも男性の乳ガンがないではない。作家吉川英治がその例である。

ところが、アメリカには、男性乳ガン患者が珍しくない。これは、低タンパク食、低ビタミン食のせいである。

乳ガンの原因の一つは、女性ホルモンによる乳腺の刺激だといわれている。男性でも、女性と同じく女性ホルモンを合成する一方、肝臓でこれを分解して定常状態を保つ。低タンパク食だと肝臓機能が落ち、女性ホルモンが蓄積してくるのである。

我々は世界史の中で、アメリカの南北戦争が大きな意味を持ったことを知っている。また、この国内戦争の勝者が、北軍であることを知っている。この勝敗の一因がタンパク質の多少にあった、と考えるのが正解のようだ。北軍兵士が、肉や乳製品を十分に食べたのに対し、南軍兵士は、トウモロコシに糖蜜という低タンパク食であった。低タンパク食では、精神力も体力も低下せざるを得ないのだ。

太平洋戦争の際、食糧事情の悪い孤島において、日本軍兵士に、クワシオルコールに近い症状に陥った者が多かった。これは、乳幼児に特徴的に現れる病気であるとはいえ、その独占ではないのである。兵士たちの肝臓は脂肪肝となり、ついに萎縮してしまっていた。

正常な食事をする人の場合、タンパク質摂取量を増やしても、尿中アミノ酸量はあまり変動しないのに、クワシオルコールではそれに比例して変動する。これは低タンパク食における大きな問題であろう。

　前述の通り、日本人の食習慣が、はっきりいえば低タンパク食の傾向にあることは、ヒルカーによって証明された。無論これは、西欧的食生活との比較の結果であるが、見逃せない事実である。

　我々は、胃下垂という状態のことを知っている。読んで字の如く、それは胃の下垂した状態であるが、ただ下垂しているだけで、直ちに障害が起きる、というものではない。条件が良ければ、胃下垂でも症状が出ないが普通である。

　それはそれとして、胃下垂は西欧人にはめったにないそうだ。そこで、胃下垂もまたタンパク質の不足からくる、と言われて、それを承認せざるを得なくなる。

〝肺病芸術〟よ、さらば

　我が国でも、半世紀以前までは、結核患者が非常に多かった。今日でも、結核患者がいなくなったわけではないが、その大部分はいわゆる老人性結核である。ということは、若い時に患った結核が再発したタイプの患者が主流を占めていることを意味する。今日、新しい結核患者はなかなか発生しないのである。

その理由は何かといえば、それはタンパク質の不足が以前ほどではないことだ。結核は、低タンパク食に結び付いた病気である。

ルネ＝デュボスは、その著書『健康という幻想』（1959年）の中に、次のように書いている。

「19世紀に西欧社会に広がった結核の流行は、産業革命の足跡に従う社会的悲劇から生じた。労働力の必要から、大量の人口が突如として田園地帯から産業地帯へ移動した。……雨後のたけのこのように叢生する都市で、移民は恐るべき労働条件と生活条件を見出した。炭鉱の窒息するような空気の中で、暗い工場の中で、さらにオフィスの湿気の中で、彼らは長時間の労苦に疲れ切った。……スラムに住み、パン、オートミール、ジャガイモの他には、ごくまれにチーズ、さらにもっとまれにベーコンの端切れを食べ、世界中の産業革命の初期の無産階級を形成していた。……新しい試練に自らを適合させないうちに、ストレスを受けつつ、昔から結核が流行っていた都市住民たちと接触した」

農村からの大量の低タンパク食移民が、結核患者と接触したことが、19世紀西欧社会に起きた、爆発的な結核の蔓延をもたらしたのだ。同様の現象が、日本における近代化の歴史の中にあったことを否定する人はいないだろう。

デュボスは、結核について、別に、面白い見方をしている。

「R＝L＝スティーブンソンは、結核から回復すると、自分の芸術的才能に対する刺激が失われたと述べた。……結核はルネッサンス期のイタリアの都市化した社会のありふれた病気だった。若くして死んだフィレンツェの美女ベスプッチは、美人コンテストの女王で、メジチの賛美を獲得した。彼女は何度かボッティチェリのためにモデルとなったが、その死後もなお、画家は彼女のタイプを描き続けた。……19世紀中は、結核が病気と死亡の唯一最大の原因だった。非常に多くの若い男女を殺し、非常に多くの心を傷付けたために、日常の体験に短命に対する絶望感を抱かせることになって、ロマンチックな時代の憂鬱なムードを駆り立てた。……肺病で死ぬ若い女性の散りゆく姿は、文学上の詩的主題に取り上げられた。エドガー＝アラン＝ポーの小説や詩の主人公は、24歳で結核のために死んだ彼の若い妻バージニアがモデルになっていた。ブロンテ姉妹の悲劇的雰囲気は、彼女の周りに病気が広まっていた事実を反映している。4人の兄弟姉妹は10代から成人の初期にかけて死んだ。……フランス文学では、椿姫のヴィオレッタ、あるいはラ・ボエームの悲壮なミミの2人は、舞台の上で結核のために死ぬわけだが、まんざらフィクションでもなかった。……文学上のシンボルとイメージにもまた、19世紀の結核の蔓延が反映している。秋の詩情は収穫と豊穣の時期を意味しないで、自然界の万物の死を意味した。枯れ葉は肺病患者の運命を象徴した。……肺病で起こった。消耗と衰弱は、ものうげな姿が若い婦人のチャームを増したように、多くのロマン派の芸術家や詩人に魔力を与えた。……今世紀になると、病気をロマンチックに考える流行はだんだん衰えた。トーマス＝マン『魔の山』は結核に着想した最後の大作であったが、その取り上げ方は、ロマンチックというよりも、もっと知的なものだった」

ここには、ルネッサンス期、すなわち15世紀ころに、結核がすでに流行していたことが記されている。そして、この病気は19世紀に至るまで、絵画や文学に種を提供してきた。言葉は悪いが、ここには低タンパク文化があったわけだ。

食生活がタンパク質の面で豊かになるにつれて、芸術も方向転換を余儀なくされた、ということだろう。

ストレスで低下するタンパク質

セリエがストレス説を提唱したことによって、我々の、健康について考える手掛かりが一つ増えた。

ストレスを引き起こす因子を〝ストレッサー〟というが、ストレッサーには、心労、苦痛、疼痛、飢餓、渇き、酷暑、酷寒などがある。

ストレスが起きると体タンパクが分解され、タンパク質の異常消費が起こる。従って、ストレスがひどい時、正常ならば十分なタンパク質を含む食事が低タンパク食に転化する。

この事実は、ストレスのある時はタンパク質を増量しないと、それに対抗することができず、低タンパク食に特有なさまざまな障害が出てくる可能性あり、ということである。

特に今日の日本人は、もともと低タンパク食の食習慣を持っているところに、強烈なストレッサーのパンチに常にさらされているために、さらにひどい低タンパク食に突き落とされる危険の中にいる、と観念すべきである。本書のいう高タンパク食とは、何も贅沢な食事をせよということではなく、低タンパク食でない食習慣を指すにすぎないのだ。

2　高タンパク食はなぜ必要か

チョー（CHO）とチョン（CHON）

栄養に関する常識が問われた時、ほぼ反射的に思い出されるのは、〝三大栄養素〟である。習慣上、その第一にくるのは「糖質」である。これを炭水化物という。これは、糖質が、炭素と水との化合物であるところからきている。

本書では、主としてタンパク質を扱うが、その言葉に〝質〟が付いている関係上、炭水化物についても、同じく〝質〟の付く「糖質」を取ることにする。脂肪についても同様、ここでは「脂質」という用語を取る。この場合、脂質の中には、脂肪と類脂質（リポイド）とが含まれている。

三大栄養素の第二にくるのは、この脂質である。そして、最後がタンパク質である。

これらの栄養素は、単に体内に取り込まれればそれで良いというものではない。呼吸によって取り込まれた酸素と合体して、初めてその価値を発揮する。呼吸の化学が明らかになるまで、栄養の本質は分からなかった。そして、それを明らかにしたのはフランス人ラルボアジエ、1785年のことである。彼は、呼吸についての人体実験を試みた。吸気中の酸素100グラムの行方を求めようとしたのである。そのうち81グラムが、炭素と結合して二酸化炭素の形で吐き出されることを知った。そして、残りの19グラムは、水素と結合して水または水蒸気になる、と考えた。三大栄養素はいずれも炭素と水素とを含んでいる。それらの元素は、酸素と結合することによってエネルギーを発生し、栄養素としての面目を発揮することになる。

糖質、脂質を「チョー（CHO）」、タンパク質を「チョン（CHON）」と記憶せよ、と教える人がいる。Cは炭素、Hは水素、Oは酸素の記号であるから、チョーは、炭素、水素、酸素の化合物であることを表している。また、Nは窒素の記号である。タンパク質が、糖質や脂質に比べて複雑な化合物であることは、チョンと聞いただけでも分かる。窒素はタンパク質の約16%を占める。

糖質や脂質はチョーだから、酸素との結合によって二酸化炭素と水とになり、100%がエネルギー化する。それに反して、タンパク質は窒素があるから、単なるエネルギー源ではないはずだ。

糖質、脂質との相違点

ところで我々は、菜食主義者でなくても、三大栄養素が植物から摂れることを知っている。植物はエネルギー源を作り出す能力を持っているのだ。無論その元は日光のエネルギーである。緑色植物は「光合成」と呼ばれる化学反応によって、ブドウ糖の形で、太陽エネルギーを缶詰めにすることができるのだ。植物は、空気中の二酸化炭素と、根から吸い上げた水とを、光のエネルギーの助けによって結合させ、ブドウ糖を合成する。これが動物の体に入れば、二酸化炭素と水とに分解して、エネルギーを放出する。両者は、マクロに見れば〝可逆反応〟の関係にある。

ブドウ糖がこのようにしてエネルギーを発生するのは、酸素と結合した時である。ここには酸化がある。酸化の逆は〝還元〟である。植物は、光化学反応によって還元物質を作り、動物はその還元物質の酸化によってエネルギーを得る、という関係になっている。

植物は、このブドウ糖を原料として、デンプンを作り、脂肪を作り、タンパク質を作る。タンパク質はCHONだから、窒素がなければならない。それは、地中から吸い上げた水の中に、アンモニア、亜硝酸、硝酸などの形で含まれている。これらの窒素化合物は、主として動植物の腐敗によって作られたものだ。微生物の生命活動によって作られたものだ。

ここで、エネルギーレベルの概念を、大ざっぱな意味で使いたいと思う、糖質や脂質は、二酸化炭素よりもエネルギーレベルが高い。二酸化炭素は、葉緑素の働きで光のエネルギーを吸収し、エネルギーレベルの高い物質、すなわちブドウ糖に変じたのである。ブドウ糖は、エネルギーレベルが高いのであるから、高圧の水みたいなもので、コックを開けばたちまちエネルギーを放出して、エネルギーレベルの低い二酸化炭素になってしまう。そして、コックを開く役割を負うのは酸素である。

動物でも植物でも、すべての活動はエネルギーを要求する。ブドウ糖は、植物の体内でも酸化して、必要なエネルギーを発生しているのである。

エネルギーレベルの高いのはブドウ糖ばかりでなく、三大栄養素のすべてが高い。我々の体内でエネルギーが要求される時、最初にそれを提供するのは脂質、次に糖質、最後がタンパク質である。この場合、脂質は脂肪酸の形のものだ。マラソンのような重労働をすれば脂肪酸の大量消費が起き、皮下脂肪は減少せざるを得ない。

糖質、脂質などCHOが燃える時、二酸化炭素と水とが発生することは、すでに述べた。我々がエネルギーを作る時、その結果として水が出てくるのである。汗をかきかき走っても、必ずしも水の補給を考えずにすむのはそのためである。

100グラムの脂質の酸化では107グラムの水ができ、100グラムの糖質からは55グラムの、100グラムのタンパク質からは41グラムの水ができる。動物の仲間には水を飲まないものがいるが、体表からの水の蒸散を抑える構造の皮膚の持ち主ならば、必要な水は食物から得られるのである。

第一義的なもの＝プロテイン

さて、タンパク質という名の栄養素と最初に取り組んだのは、オランダのゲラルド＝ムルダーであった。

1838年、彼はさまざまな食品を分析しているうちに、卵白、牛乳のカゼイン、小麦粉のグルテン、骨のゼラチンなど、外見上は全く違って見える物質の化学的組成が、よく似ていることを発見した。CHONの四元素、すなわち、炭素、水素、酸素、窒素の比がほぼ一致している事実を見つけたのである。同時にまた、これらが硫黄やリンを含むことを知った。

要するに、これらの物質は、糖質や脂質とは別の栄養素であることが、化学的組成の面から明らかになったわけである。

これらの物質の共通点は、他にもあった。それらはいずれも苛性ソーダの薄い溶液によく溶ける。そして、そこに酢酸を加えると沈殿する。このように、化学的性質に共通点があるところから、ムルダーは、これらの物質を一括して扱うべきものと考え、それに「プロテイン」という名を付けた。プロテインは、ギリシア語で〝第一義的なもの〟を意味するプロテイオスをもじった言葉である。プロテインの訳語が蛋白質であるが、蛋は卵の意味であるから、卵白質としても良いところだろう。

ムルダーが、タンパク質を第一義的なもの、と考えた根拠は、これが細胞の内容物、すなわち原形質の実体であると見えたからであろう。

資本論の成立の作業の中でマルクスと協力したエンゲルスは、生命はタンパク質の存在の一形態である、というような意味のことを書いている。これは卓見であったが、ムルダーの認識と重なるものであろう。今日では、タンパク質が生命の実体であることは常識だ。成人では体重の55～60％が水、残りの18～20％がタンパク質である。

動物という生物を作る物質として、最初に注目されたのはゼラチンであろう。1679年、フランスのドニ＝パパンは、自分の発明した圧力釜で、筋肉、骨、神経、爪、毛などを煮て、そこから褐色の液を得た。それは冷やすと固まった。ゼラチンだ。ここから、動物体の組織は、ゼラチンにいろいろな割合で水が結合したもの、とされた。

ところで、ムルダーがタンパク質とした物質は、どれも純粋な化学物質ではない。多くの化学者が、これらの単離の作業に従事した。要するに、化学的な特性の違うものを分離していくわけだ。

卵白からは、水溶性タンパクとして「アルブミン」が分離された。英語では卵白のことをアルブメンというが、アルブミンはそれをもじった言葉だ。

眼球からは、薄い塩類の液に溶ける「グロブリン」が分離された。グローブは眼球を意味する英語である。大豆は塩類を含んでいるので、これに水を加えると、薄い塩類の溶液ができ、それに溶けるグロブリンが出てくる。豆腐のタンパク質は、主として、グロブリン、ということが分かる。

その後、アルブミンにも種類があり、グロブリンにも種類がある、ということが分かって、タンパク質は細かく分類されるようになった。しかし、栄養素の一つとしてタンパク質を見る場合、その分類はあまり大きな意味を持たない。我々のタンパク質に対する着眼点は、もっと他になければならないのである。

アミノ酸の鎖状分子

断るまでもなく、タンパク食品は多種多様である。

肉も魚も豆腐も味噌も、チーズも卵も牛乳も、すべてがタンパク質の類ではないか。それならば、タンパク質を食べようと言われた時、豆腐でも卵でも、何でも良いのだろうか。どんな形のタンパク質も、口に入れれば、結局は同じものになる、と考えて良いのだろうか。

前項では、卵白のアルブミン、骨のゼラチン、牛乳のカゼイン、小麦粉のグルテンなどを、タンパク質の例としてあげた。それらには無論共通点があったが、相違点もないではなかった。その相違点は、栄養上においても相違点になるのであろうか。

素朴に考えても、タンパク質にまつわる問題はなかなか多い。その問題を解決するためには、タンパク質の化学をもう一歩深める必要がある。タンパク質という名で総括される化学物質は、一筋縄でいくような単純な代物ではないのだ。我々は、どうしても、「アミノ酸」に着目しなければならない。

アミノ酸とは、「アミノ基」と呼ばれる原子団と、カルボン酸という酸の基礎になる「カルボキシル基」と呼ばれる原子団と、両者を持つことを特徴とする化合物の呼び名である。

アミノ酸の中には、アミノ基を2個持つものも、カルボキシル基を2個持つものもある。

フランスのブラコンノーは1818年、ゼラチンを薄い硫酸で煮てみた。そしてこれをアルカリで中和すると、甘い味のする物質が出てきた。彼はこれに「グリシン」という名前を付けた。グリは〝甘い〟ことを意味する。グリシンは、アミノ基1個、カルボキシル基1個を持つ化合物であるから、まさしくアミノ酸の一つ、ということになる。

ブラコンノーはまた、筋肉や羊毛を分解した液から結晶を取り出すことに成功した。このものは色が白かったので、彼はこれを「ロイシン」と呼ぶことにした。ロイシンという名は、ロイコ（白い）という言葉から出ている。一方、ドイツのリービッヒは、チーズから「チロシン」を抽出した。ロイシンもチロシンも、アミノ基1個、カルボキシル基1個を持つアミノ酸である。

アミノ酸にいろいろな種類のあることが分かると、多くの化学者が、その方面の研究に乗り出した。1886年、シュルツェは、発芽した種子から「アルギニン」を、ドレクゼルもやはり発芽した種子から「リジン」と「ヒスチジン」を、1906年には、ホプキンズが牛乳から「トリプトファン」を発見した。

アミノ酸とタンパク質との関係を大局的に見たのは、ドイツのエミール＝フィッシャーである。

1902年、彼は多くのアミノ酸を分離する方法を発見し、その種類や量を推定する方法

図① 数十個結合したアミノ酸の一般分子構造

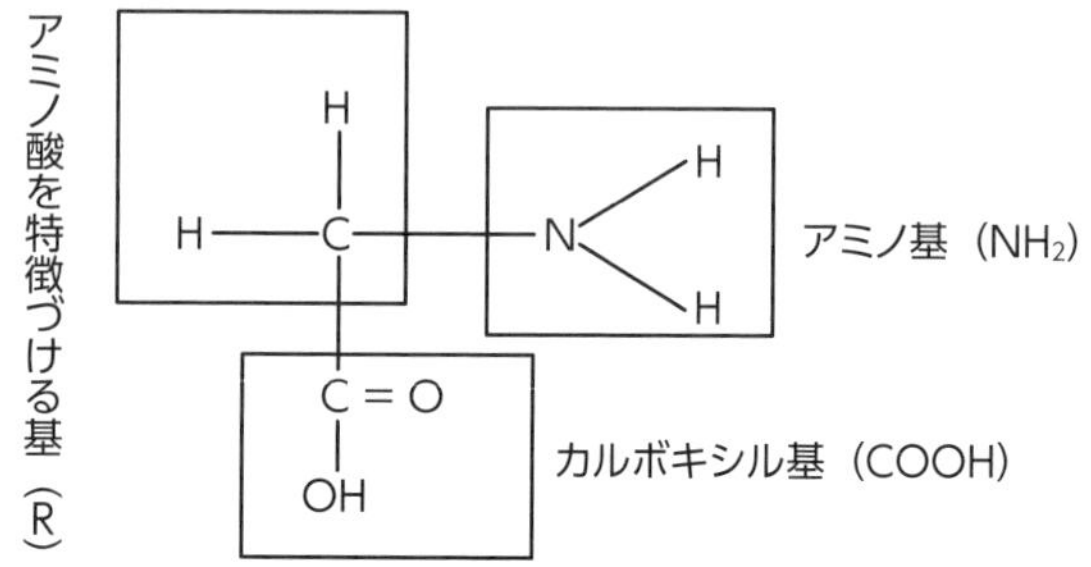

グリシンの分子構造

これを一般化すると

HOOC−R−NH2

図② 二つのアミノ酸のペプチド結合

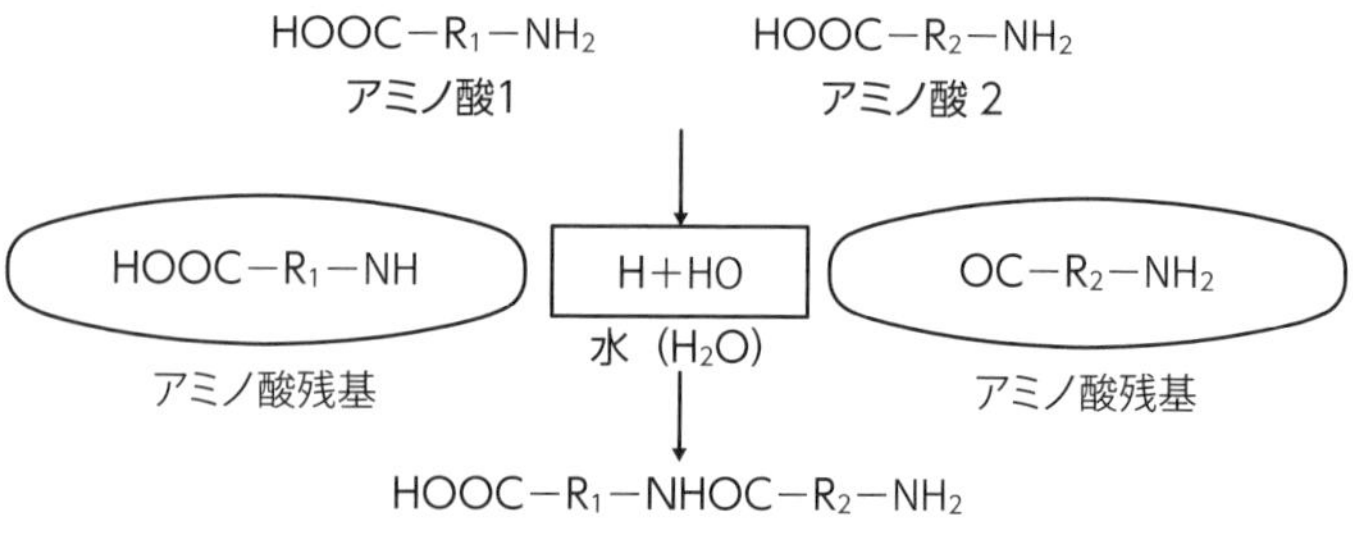

も開発した。そして、アミノ酸の数百個結合したものがタンパク質であり、数十個結合したものが「ペプトン」であろうといった。

そしてまた彼は、アミノ酸2分子から1分子の水が取れて縮合した形の分子を「ペプチド」と名付けた。さらに、このような縮合を「ペプチド結合」と名付けた。多くのアミノ酸が次々とペプチド結合を作った鎖状分子をタンパク質の実体であるとした。これを「ポリペプチド」という。ポリは〝多数〟の意味である。

ポリペプチドは、分子量が1万2千ないし数百万という高分子である。分子量1万以下のものは「ペプチド」と呼ばれ、タンパク質の仲間に入れられていない。

ペプチドはホルモンにもなる

ペプチドというものは、タンパク質の仲間からののけものではあるが、半端物というわけではない。ペプチドにも、生体内で重要な役目を果たすものがいくらもあるのだ。

一例を示すことにしよう。

我々人間にとって、学習とか、多幸感は、非常に意味深いものだ。これにはホルモンが関係している。しかもそのホルモンは、ペプチドなのである。

メラニンといえば、皮膚や毛や虹彩などを黒褐色に染める色素であるが、それを作る細胞を「メラノサイト」という。メラノサイトがメラニンを作るのは、それを刺激する「メラノサイト刺激ホルモン」が、メラノサイトにきた時である。このメラノサイト刺激ホルモンには、アルファとベータとの2種があって、アルファは、アミノ酸が1個ないし13個のペプチドであり、ベータは、アミノ酸が41〜58個のペプチドである。

メラノサイト刺激ホルモンは、脳下垂体から分泌されるものなのだが、メラニンのことを気にしない人にとって、このようなホルモンは大問題ではない。ところがこのホルモンには、メラノサイトを刺激するだけでない作用があるのである。それは、学習や、自発運動性に関係することが分かっているのだ。

一方、「副腎皮質刺激ホルモン」というペプチドホルモンがある。これは、副腎皮質に働きかけて、いわゆるステロイドホルモンを分泌させるホルモンである。前記のメラノサイト刺激ホルモンは、この副腎皮質刺激ホルモンの分子が切れることによって作られるのだ。副腎皮質刺激ホルモンは、アミノ酸39個のペプチドである。それが切れて、アルファ-メラノサイト刺激ホルモンになる。

幸せにするペプチド

ベータ-リポトロピンというペプチドがある。これは、体内で作られるが、何の役目もし

ないようだ。これのアミノ酸数は91だが分解して、アミノ酸の数が少なくなると、ベーター
メラノサイト刺激ホルモンができたり、「エンドルフィン」や「エンケファリン」ができる。
前者は、アミノ酸61～91個のペプチドであり、後者は、アミノ酸61～65個のペプチドである。
それらは、いずれも脳下垂体から出てくるホルモンであって、モルヒネ同様の働きを持っている。これらのペプチドホルモンがあれば、モルヒネやヘロインを打たなくても、多幸感や鎮痛作用が現れるのだ。

ジョギングを続けると、これらの「脳内ホルモン」が出てくる。毎日ジョギングをやっていると、やめられなくなるのは、エンドルフィンやエンケファリンのせいである。モルヒネを打ち始めると、やめられなくなるのと同じ現象だ。

ジョギング中に怪我をして気がつかないことがあるが、エンドルフィンやエンケファリンの鎮痛作用によるものだ。これらの脳内ホルモンが分解すると、痛みが感じられるようになる。

いうまでもなく、ジョギングはスポーツの一例である。どんなスポーツも、やっていて楽しくなるのは、脳内ホルモンのせいである。

生体におけるタンパク質の役割

タンパク質は三大栄養素の一つとして、ぜひとも口に入れなければならない物質である。ところがその実体はポリペプチドであって、アミノ酸の鎖にほかならない。

一方、我々の体もタンパク質でできている。これもやはりポリペプチドである。アミノ酸の長い長い鎖である。

消化管に入ったポリペプチドは、タンパク消化酵素によって、その鎖が切れる。先に「ペプトン」という言葉が出たが、これは、消化酵素ペプシンの作用によって切れたポリペプチドを意味する。ただし、ペプトンはまだアミノ酸ではない。タンパク質のペプチド結合が残らず切れて、それがバラバラなアミノ酸になるまでには、ペプシン以外の消化酵素の登場を待たなければならない。このあたりの事情は決して単純ではなく、さまざまな手続きを要する。

まず、ペプシンは胃壁の分泌する胃液に含まれている。この消化酵素は強酸性でよく働くので、胃の中でタンパク質のペプチド結合を切る。この時胃壁からはムチンも分泌されるが、これはタンパク質である胃壁がペプシンによって消化されることを防ぐのが役目である。

さて、胃の内容物が十二指腸に出てゆくと、それへの応答として、十二指腸壁の粘膜から2種のホルモンが分泌され、それが血中に入る。この血液が膵臓に流れていくと、その刺激によって、膵臓の細胞から膵液が分泌されるが、この中にトリプシンの前駆物質トリプシノーゲンが含まれている。トリプシノーゲンが十二指腸に流れ込み、小腸に達すると、小腸壁から分泌される酵素の働きで鎖が切れ、トリプシンに変わる。

一方、胃の中のペプシンは、タンパク質の大部分を、ペプトンなどのペプチドにまで分解するが、これらをすべてアミノ酸にまで分解するのがトリプシンを頂点とする諸々のタンパク分解酵素である。

タンパク質を作るアミノ酸の鎖のペプチド結合にはそれぞれに癖がある。グルタミン酸とグルタミン酸との結合は、グルタミン酸とリジンとの結合とは、癖が違う。その癖に応じた切断作業員がいるわけだから、トリプシンの他に、キモトリプシンがあり、さらに、ペプチダーゼという接尾語の付いたペプチド分解酵素がいくつも出てきて、それぞれに役割を果たすのだ。

こうしてバラバラに切れたアミノ酸が、小腸壁において血液に吸収される。ただし、ペプチドの形のものも、ある程度は小腸壁からそのまま吸収されるので、ペプチドホルモンや消炎酵素などを経口的に摂る場合は、そのような目こぼしを当てにするわけだ。

糖尿病患者に投与されるインシュリンはペプチドホルモンである。これを、服用するのでなく注射するのは、消化管内での分解が予想されるからに他ならない。

消化システムと消化過程

ペプチドまたはポリペプチドを、消化されずに血中に取り込む目的で口に入れる時は、空腹時が良いだろう。

食物を口に入れる場合、まず、唾液がこれを迎える。これの分泌は神経の支配を受けるものであって、食物を見たり、嗅いだり、それについて考えたりすることが引き金となる。大脳皮質から、この刺激にフィードバックする信号が出て、それが延髄にくる。そして、唾液分泌中枢が賦活されて唾液の分泌を実現するのである。このシステムから考えると、ペプチドホルモンや消炎酵素などの錠剤の場合、十分な唾液の出ることは予想しにくい。第一、唾液の中にタンパク消化酵素は存在しない。

タンパク質が胃に入ると、それが胃壁を刺激し「ガストリン」という名のホルモンを分泌させる。それが血液に吸収され、その血液が胃腺を刺激して、ペプシンを含む胃液の分泌となる。タンパク質は小腸にいっても、その粘膜に働いてガストリンを分泌させ、これを血中に送り込むのである。

この過程を考えると、食物としての魅力のないタンパク質の錠剤も、ペプシンの目を逃れることは容易でないだろう。食後であれば、大量のペプシンがすでにあるわけだから、せっかくの錠剤も巻き添えを食って分解される危険性が大きいはずだ。

トリプシンのフィードバック・システムについてはすでに述べたが、とにかく、消化機構は抜け目のないもので、ペプチドホルモンでも酵素でも、そのままの形で血中に取り込むことを望んだ場合、目的を達するのはごく微量と覚悟すべきであろう。

これはもちろん成人についての話であるが、この巧みなフィードバック・システムが完成するまでには相当な時間がかかる。新生児の場合、タンパク質はアミノ酸にまで分解されることなしに吸収されることを意味する。

母乳を飲めば、そのタンパク質は、そのまま血中に入る。だから、やたらなタンパク質を与えてはならないわけだ。

子どもには、母親の持つ抗体が存在するといわれるが、これも、消化機能が未完成の間に、母乳から供給されるものであろう。抗体もまたタンパク質だからである。

口から入ったタンパク質は、原則として、大部分がアミノ酸にまで分解し、腸壁から血液に入る。そして、「門脈」という名の太い血管を通って肝臓に辿り着く。肝臓はそれを自分自身の組織タンパクに同化する一方、血清タンパクを合成する。

余ったアミノ酸はそのまま肝臓を離れ、血中アミノ酸として全身を巡る。

そしてその一部は、アミノ基を奪われて、糖質や脂質となり、あるいはエネルギー化するのである。

アミノ酸は単独でも役割がある

食品の含むタンパク質は、アミノ酸にまで分解して血中に入り、さまざまな形で働く。その最も主要なものは、結合して組織タンパクになることである。その他の働きとしては、エンケファリン、副腎皮質刺激ホルモンなどのペプチドホルモンや、グルタチオンなどの生理物質を作ることなどをあげることができる。それらはすべてアミノ酸の結合体であるが、1分子のアミノ酸が結合することなく、単独で働くケースがなかなか多い。それの例を列挙してみよう。

(1) アスパラギン酸は、プリン、ピリミジンなどの材料になる。プリン、ピリミジンは、核酸の成分である。

(2) グリシンは、それ自身が神経伝達物質である。そしてまた、ヘモグロビン、クレアチンリン酸、プリンなどの材料になる。ヘモグロビンは血色素、クレアチンリン酸は、筋肉のエネルギー源の一つである。

(3) グルタミン酸は、それ自身が神経伝達物質である。そしてまた、葉酸やガンマ－アミノ酪酸（ギャバ）の材料になる。葉酸はビタミンB群の一つである。ギャバは、神経伝達物質であって、脳細胞内で作られる。血中グルタミン酸は、脳細胞に入ることができないので、ギャバの材料になるグルタミン酸は、タンパク食品からきたものではなく、脳細胞が自前で作ったものである。脳内グルタミン酸は、神経毒であるアンモニアの解毒を受け持ってもいる。

(4) ヒスチジンは、ヒスタミンの材料になる。ヒスタミンは神経伝達物質の一つであるが、アレルギーに伴って生じ、痒みを起こしたり、細小動脈や毛細血管を拡張して血圧を下げる。

(5) セリンは、コリンやアセチルコリンの材料になる。コリンはビタミンの一つ、アセチルコリンは神経伝達物質の一つである。

(6) トリプトファンは、セロトニンやニコチン酸の材料になる。セロトニンは神経伝達物質の一つ、ニコチン酸はビタミンの一つである。

(7) チロシンは、ノルアドレナリン、アドレナリン、ドーパミンなどの神経伝達物質の材料になる他、甲状腺ホルモンのチロキシンや、色素メラニンの材料になる。

(8) アルギニンはグリシン同様、クレアチンリン酸の材料になる。

以上を総括して分かる通り、タンパク質を摂るには、多種多様の意義があるのであって、クワシオルコールに見られる不思議な症状も、このような観点が欠けては説明がしにくい。

タンパク食品が美味なわけ

低タンパク食を続けると、低タンパク血症に陥る。血清タンパクが、正常値よりだいぶ低いのが、この病気の特徴である。

低タンパク血症では、必然的に血液が水っぽくなる。そんな水っぽい血液は困るので、その水が血管から周囲の組織に滲み出す。その結果、組織が水膨れになる。すなわち、浮腫ができる。

単純な低タンパク血症は、アミノ酸の静注でたやすく回復する。

要するに、血液中には、適当な濃度のアミノ酸とタンパク質とがなければならない。その原料は、食物によって体内に取り込まれる。それが小腸内でアミノ酸にまで分解されてから血中に入る。血清タンパクは、食物にあったタンパク質と同じものではない。

タンパク食品は、肉にしても、魚にしても、美味である。これは、タンパク質が第一義的に人体に必要な物質であることからすれば、ありがたいことであるが、むしろ当然のことである。

アミノ酸の一つであるグルタミン酸が、化学調味料の王様であることは、我々のよく知るところである。

市販の醤油の4分の1は〝化学醤油〟と呼ばれるものだ。これは脱脂大豆を塩酸で処理し、そのタンパク質をアミノ酸にまで分解したものを原料とする。グルタミン酸、グリシン、アラニンなどが、うまい味を醸し出すのである。

このような食品が口に入った場合、消化の手続きを経ることなく、そのアミノ酸は血中に取り込まれる。

良質タンパクの諸条件

栄養素としてタンパク質を見る場合、良質であるかどうかが問題になる。

良質糖質、良質脂質、などという言葉がないのに、「良質タンパク」という言葉があるのは、なぜだろうか。ある人は、動物タンパクより植物タンパクの方が優れている、などと言い出す。良質タンパクと植物タンパクとは、同義と考えて良いものだろうか。

我々はすでに、タンパク質というものの正体を知った。それは、「ポリペプチド」と呼ばれる、アミノ酸を次々とつないだ鎖状分子に他ならない。その鎖状分子が、良質であったり、良質でなかったりとは、どういうことなのだろうか。

ラットをトウモロコシだけで生活させると、まもなくそれは死んでしまう。この場合、ラットにとって、トウモロコシのタンパク質は良質ではなかったのである。ここで、問題はそのタンパク質を構成するアミノ酸にあった、と考えなければならない。

タンパク質を作るアミノ酸は20種ある。すでに紹介したアミノ酸は、グリシン、ロイシン、アラニン、チロシン、グルタミン酸などであるが、トウモロコシのタンパク質の場合、リジンやトリプトファンが少ない。これがラットにとって致命的だった。この事情は我々人間にも当てはまる。

ここにトランプがあったとしよう。普通のトランプは53枚ひと組だが、ここでのトランプは特別で20組である。このトランプには、グリシンとかロイシンとか、アミノ酸の名を書き込んでも良い。すると、トウモロコシの場合、リジンとトリプトファンの札が抜けている。ラットは完全な一組が欲しいのに、18枚のトランプでは何ともならない。それで、死んだのだ。

人間だって、同じ運命にならざるを得ない。我々も、20種アミノ酸の揃ったタンパク質が、良質の名に値する、という結論になるのだ。だが、問題はそれほど単純ではない。すべてのアミノ酸が等量に要求されるわけではないからだ。

我々が主食と呼ぶ米や小麦粉では、トランプの札は20枚揃っている。しかし、やはりリジンが足りない。そこで、リジンの添加問題が1975年に起きたことは、よく知られている。アミノ酸のトランプは、20種が1枚ずつあればそれで良いのではなく、何は何枚、何は何枚と、それぞれに枚数が違っているのだ。そこで重要なのは、枚数の比である。

人間の場合のトランプ構成の一例を示そう。トリプトファンを1枚とすれば、トレオニンが2枚、リジンが3枚、ロイシン、イソロイシン合わせて7枚の割合だ。この比でアミノ酸が欲しいのであって、どれかが余っても、どれかが不足しても困る。無論、不足したアミノ酸がゼロでなければゲームはできないではない。ただし、不足した札を基準にするから、使わない札が出てくる。

トウモロコシについてアミノ酸組成を見ると、トリプトファンを1枚とすれば、トレオニンが29枚、リジンは0、ロイシン、イソロイシン合わせて171枚だ。人間としてこれでは困る。

卵白を調べてみると、トリプトファンを1枚とすれば、トレオニンが2・5枚、リジンが3枚、ロイシン、イソロイシン合わせて9枚だ。これは、人間の要求にほぼぴったりする手の内ではないか。

卵白を良質タンパクとし、トウモロコシを非良質タンパクとする根拠は、ここにあったのだ。

白米のタンパク点数

このような問題についての実験を、初めて試みたのはアメリカのトーマスで、1909年のことである。

彼は実験台になった人を三群に分け、タンパク源として、第一群にはジャガイモ、第二群には小麦、第三群には牛乳を与えた。そして、それらのタンパク質の何%が人体で利用されたかを測定するために、与えた総タンパク量と、尿中に排出された総窒素量を比較した。この時、彼はタンパク質がエネルギー源にならないように、十分な糖質を補給した。

結論はこうである。

人間の要求するタンパク質の最低量を供給するために与えなければならない量が、それら3種類のタンパク源で、大きな開きがあったのだ。そこで彼は、あるタンパク質の一定量が、動物のタンパク質に対する要求の何%を満たすか、という数字を問題にせざるを得なくなった。

この数字を、トーマスは「プロテインスコア」と呼んだ。これは、タンパク価あるいはタンパク質の生物価、と訳されているが、「タンパク利用率」、「タンパク点数」の方が、ピンとくるような気がする。

プロテインスコアを実際に算出する時には、この数値を低く抑えているアミノ酸に着目する。そして、それのパーセンテージを、そのアミノ酸の理想含有量を示すパーセンテージで割って、100倍すれば良い。このようなアミノ酸を「第一制限アミノ酸」という。

大切なのは〝配合〟だ

プロテインスコアにおいて、植物性食品は動物性食品に劣る。プロテインスコア100のものは卵である。卵を毎日食べる習慣のない人は、この際一考を要するだろう。

プロテインスコアがゼロのタンパク質に依存したら、生命の炎は消えざるを得ないのである。

そうかといって、プロテインスコアの低いタンパク質が無価値かというと、そう考えては間違いだ。

米食にせよパン食にせよ、副食物と一緒に食べれば、そのタンパク質の利用率は上昇するのである。

牛乳のプロテインスコアは85である。これは、硫黄を含む含硫アミノ酸が不足のためであって、これを十分に添加すれば、プロテインスコアは100になる。いくつかのタンパク質を適当な比で混ぜることによって、プロテインスコアの極めて高い食品を作ることができる。私が〝配合タンパク〟と呼んだのは、そのような混合物である。ただし、配合タンパクなどという言葉は、辞書にもない。私の造語だからだ。

実は、このような配合は、自然にも行われている。

表① タンパク食品の分類（プロテインスコアによる）

P.S のクラス	食品名
100 のクラス	卵
90 のクラス	シジミ
80 のクラス	豚肉、鶏肉、オートミール、ロースハム、牛乳、マトン、タラコ、精白米、かまぼこ
70 のクラス	チーズ、サケ、イワシ、カジキ、アジ、サンマ、牛肉、ソーセージ、すじこ、大豆、納豆
60 のクラス	豆腐、じゃがいも、しいたけ、かに、ピーナッツ、エビ
50 のクラス	うどん、食パン、イカ、味噌、タコ、アワビ
40 のクラス	ソラマメ、エンドウ
以下のクラス	コーンフレーク

牛乳のタンパク質は、カゼイン、アルブミン、グロブリンの3種の混合物であって、それぞれのプロテインスコアは決して高くない。カゼインは硫黄を含む含硫アミノ酸が不足し、これをアルブミン、グロブリンが救う形となって、牛乳を良質タンパクの仲間に入れているのである。

必須アミノ酸の含有量

すでに述べたように、タンパク質を構成するアミノ酸は20種あるが、これは2種に大別される。「必須アミノ酸」もしくは「不可欠アミノ酸」と、「可欠アミノ酸」との2種である。前者はその名の通り、欠くことができず、必須であるのに反し、後者は欠くことができる。必須アミノ酸は8種あって、残りの12種が可欠アミノ酸である。

人体がタンパク質を作る時、必須アミノ酸も可欠アミノ酸も含めて20種のものがいる。それなのに、なぜ欠くことのできるアミノ酸があるかというと、それは体内で合成できるのである。必須アミノ酸は合成ができないから、そのものを外界から供給しなければならない。例えば、同じ含硫アミノ酸でも、メチオニンは必須であり、システインは可欠である。システインはメチオニンから作れるが、その逆は不可能だ。

多くの可欠アミノ酸は、糖質を変形したものにアミノ基を付加して作る。この時、「アミノ基転移酵素」という名の酵素の登場が要求される。メチオニンをシステインに変える転移酵素はあるのに、システインをメチオニンに変える転移酵素がない。そのために、メチオニンは必須アミノ酸になり、システインは可欠アミノ酸になる、という論理だ。

何が必須アミノ酸になり、何が可欠アミノ酸になるかは、転移酵素の顔ぶれで決まる。従って、両者の振り分けは動物の種類によって違う。人間では、従来必須アミノ酸を8種としていたが、最近になって、ヒスチジン、アルギニンを加えて、これを10種とする説が現れた。脳における必須アミノ酸は、チロシンを加えて11種になる。

良質タンパク、非良質タンパクの目安となるプロテインスコアが、必須アミノ酸の含有量だけで決まることは、これで納得されたことであろう。我々がタンパク食品を問題にする場合、タンパク質の総量、すなわちアミノ酸の総量に着目すると同時に、それぞれの必須アミノ酸の含有率、従ってプロテインスコアにも着目しなければならないのである。

トウモロコシの問題点

ビタミンB群に属するものとしてニコチン酸（ナイアシン）というのがある。成人は一日にこのビタミンを男性では13～15ミリグラム、女性では10～12ミリグラム推奨されている。ところが人体では、これを必須アミノ酸トリプトファンから作ることができる。ニコチン酸の摂取がない時は、トリプトファンから作られる。

ただし、13ミリグラムと9ミリグラムのニコチン酸を作るのには、それぞれ780ミリグラムと540ミリグラムのトリプトファンがいる。60倍のトリプトファンがいるということだ。

こういう事実があるので、ニコチン酸が不足するとトリプトファンが失われ、摂取したタンパク質のプロテインスコアが下がってしまうことになる。大まかにいって、トリプトファンの含有量は、植物タンパクで1％、動物タンパクで1・4％である。従って、動物タンパクの方がニコチン酸不足に強いことになる。プロテインスコアの表を見ると、植物タンパクの数字は動物タンパクの数字より低い。ニコチン酸が足りないと、これがさらに低くなる、ということだ。

トウモロコシには、「3-アセチルピリジン」という名の化学物質が含まれている。それはニコチン酸を壊す働きがあるので、「アンチビタミン」といわれる。トウモロコシだけを与えるとラットが死ぬのは、ニコチン酸がこれによって破壊されるために、ただでさえ少ししかないトリプトファンがその方に回され、結局、プロテインスコアがゼロに近くなるからであろう。

表② ナイアシンを多く含む食材

食材名
たらこ、マグロ、カツオ、アジ、サバ、サケ、サンマ、豚レバー、牛レバー、鶏むね肉、鶏ささ身、生ハム、ひらたけ、干しシイタケ、乾燥わかめ、落花生、焼きのり

「異化」と「同化」

読者諸氏の中には、我々成人の場合、すでに体はでき上がっているので、タンパク質が体の基だといっても、今さらタンパク質を食べる必要はないではないか、というような疑問を持つ向きもあろう。

無論、育ち盛りの子どもや妊婦と比べたら、一般成人のタンパク質必要量は少なくて良い。しかし、タンパク質の補給を怠れば、さまざまな障害が起こることは、すでに述べてきた通りである。

ソビエトのノビコフは、生命をロウソクの炎に例えている。これは決して文学的な発想ではない。ここにロウソクの炎があったとしよう。炎の中では炭化水素のガスが燃え、炭素の微粒子が熱せられて光を放っている。そして、炭化水素は酸化して二酸化炭素と水蒸気となり、炭素の微粒子と共に上昇気流に運ばれて炎の頂点から外に抜ける。これが連続的に起こるために、炎の内容は刻々と更新される。炎の形は不変であっても、常に新しいガスが燃え、古いものは炎と分かれてゆく。ノビコフは、これこそが、生命の実相であるという。

我々人間の姿は、そう変化するものではない。しかし、その内容は常に更新されている。ロウソクの炎と同じだ。もし、更新されない体があったなら、それは死体に他ならない。生きているということは、常に新しくなる、ということなのだ。

ロウソクの炎に、話を戻そう。ロウソクの芯から立ち上る炭化水素のガスは、燃えて炎になる。これを「同化」ということができる。ガスが、炎と同じものに化するのだ。

一方、炎の燃えかすは、もう炎ではない。炎と違ったものに変化して、そこを立ち去ったのだ。これを「異化」ということができる。炎が、炎と異なるものに化するのだ。

ロウソクは、同化と異化とによって生きている。なるほど我々の体はタンパク質でできている。それと同様に、人間も、同化と異化とによって生きている。生きている限り、そのタンパク質は、異化して肉体を立ち去らなければならず、そこにまた新しいタンパク質がきて、体を更新するのだ。同化を行うのだ。

毎日適当量のタンパク質を摂らなければならない理由は、まさにここにある。それは、生命の炎を消さないための不可欠の条件なのだ。

タンパク質に生命が宿る——とこのことを表現して良いだろう。物質の新旧交代こそが生命の実体であり、交代するものがタンパク質そのものである、と考えることもできる。

そこから直ちに、低タンパク食が生命の否定であること、また、健康の否定であることに気付かなければならない。

親譲りの酵素反応

昔、新陳代謝という学術用語があった。陳は陳腐の意味で、古いことを指している。従って、新陳代謝とは、新しいものと古いものとが交代する現象のことだ。戦後、学術用語の整理が行われ、─私もその委員の一人であったが─新陳代謝という陳腐な言葉は葬られた。物質代謝などの新語が作られたわけだが、これを省略して、代謝ということもできる。同化と異化とは、代謝の二つの側面である。

同化にせよ異化にせよ、代謝と呼ばれるものは、すべて化学反応である。化学変化である。これに登場する物質が、その分子構造を変えることが、同化や異化の内容なのだ。

化学反応の中には、それを容易にするための媒介物の存在するものと、そうでないものとがある。この媒介物を「触媒」という。代謝という名の生体に特有な反応は、例外なく触媒反応である。触媒反応において、触媒が取り持つ主人公を「基質」という。分子構造に変化を起こすのは基質であって、触媒ではない。触媒反応の中で、触媒そのものは変化せず、単に反応を実現させるだけに留まる。

生体内の代謝、すなわち触媒反応に登場する触媒は、生体が自ら作ったものである。このような触媒を、特に「酵素」という。それを「生触媒」と呼んでも良い。我々は、酵素の製法を親から教わっている。従って、親譲りの酵素反応を行っているわけだ。

我々は、二つの目を持っている。二つの目を作るような代謝を実現する酵素を持っていたからそうなったのであって、顔の設計図を持っていたからではない。その目の色が、黒い人もあり青い人もある。黒い色素を作る代謝のための酵素を持っているか、青い色素を作る代謝のための酵素を持っているか、の違いによる。親からもらったのは色素ではなく、色素の製法の青写真なのだ。

メンデルの遺伝学では、一人ひとりの持っている遺伝形質―目の数、虹彩の色など―は親譲りであるが、あるものは父親から、あるものは母親からきている。突然変異が必ず持ち込まれているからだ。

子の形質の大部分は、両親のいずれかからきているが、その一部分は、親のものを多少変形したものだ。無論これは酵素の話である。我々の酵素系は親と全く同じものではないのだ。

〝破壊〟と〝建設〟のバランス

さて、酵素とは何か、と問われれば、それはタンパク質だ、と答えることになる。触媒と普通にいわれるものは無機物である。しかし酵素、すなわち生触媒は有機物である。

ここに角砂糖があったとしよう。これは糖質であって、炭素と水とが結合した形の分子を持っている。炭素が燃えるならば、角砂糖も燃えないはずはない。では、これにマッチの炎を近づけてみよう。角砂糖はすすけて黒くなるだけで、燃えたりはしない。

そこで、角砂糖にタバコの灰を塗り付ける。ここに炎を持っていくと、角砂糖は燃え出すだろう。燃焼という名の化学反応が、灰の仲立ちで起こったのだ。この時、灰は触媒になった、といえば良い。灰という触媒がなかったなら、この反応は起きなかったのだ。この反応で、基質は砂糖である。触媒の役目を務めた灰は、反応によって変化することはなかった。

〝あぶり出し〟という遊びがある。これは、紙の一部を炭化させ、文字や図形を表す遊びだが、この時に塗る汁は、触媒の働きをする。塗った部分が早く炭化するのは、化学反応が触媒によって促進された結果である。触媒の作用は、化学反応速度の促進にあると思って差し支えない。同じことは、酵素についてもいえる。

我々の体内に起こる代謝は、自前の酵素によって実現する。口から入れた酵素を当てにしてはならないのである。酵素の働きは、角砂糖の燃焼を取り持つタバコの灰の働き、あぶり出しの汁の働きのようなものと思えば良い。

この二つの例は、生体でいえば異化に当たる。生体の場合には、タバコの灰もあぶり出しの汁も、必要に応じて自分で作ることができる。

「異化とは壊す作業」であり、「同化とは作る作業」である。体のすべての部分に、破壊と建設とが行われている。

足の骨に例を取れば、そこでも、破壊と建設とが不断に行われているので、資材が不足すれば、弱い骨ができ上がる。生体の建設資材はタンパク質である。低タンパク食だと、弱い骨の持ち主になる。校庭で学童の骨折がよく見られるが、その一因にタンパク質不足を想定する余地は十分だ。

育ち盛りの子どもでは、同化が異化より優勢でなければならないので、成人に比べて、より大量の資材タンパク質が要求されるのだ。結局、子どもは成人よりも低タンパクになりやすい、と考えなければならない。

タンパク質の半交代期

異化と同化との具体的な数字をあげておこう。

標準的な体格の成人の場合でいえば、同化によって一日に固定されるタンパク質の量は、筋肉と皮膚とで32グラム、肝臓で23グラム、血清で22グラム、ヘモグロビンで8グラムといわれる。これだけでも合計すると85グラムになるが、骨や他の内臓でも相当な量があるはずで、全部では250グラムにもなるだろう。無論、収支のバランスがあるはずだから、これは異化の量でもある。

この数字を見ると、タンパク質の必要量は意外に多いが、現実問題となると、少し話が違ってくる。というのは、異化で遊離したアミノ酸の80%は、分解されずにそのまま再利用されるからだ。

プロテインスコアの低い食事を摂ると、摂取した窒素の量よりも、尿や大便に出ていく窒素の量の方が多い。異化が同化より優勢ということだ。これをトランプの例えで考えてみよう。20枚ないと揃わないのに、札が19枚しかないとする。この場合、せっかく新しい札が手に入ったのだから、ゲームを強行しようとする。そこで、すでにあるタンパク質を壊して、足りない札をそこから取り出すことになるのである。

放射性窒素で標識を付けたアミノ酸を持つタンパク質を摂取させる実験で分かったことだが、すべてのアミノ酸は例外なしに体タンパクになる。これを、ゲームの強行に例えたわけだ。仮に、摂取したタンパク質にリジンがゼロならば、そこの組織を壊してリジンを取り出し、そのリジンを使って、新しく体タンパクを合成する。プロテインスコアの低いタンパク質は、異化を促進する。結局そこには、無駄な代謝があるわけだ。

人間の生命の炎の実体の交代は、ロウソクほど速やかではないが、馬鹿にはできない。全身的にこれを見れば、1日に0・3％が異化、同化の対象になる。これは、300日で全身のタンパク質の半分が新しくなる、ということである。組織毎の交代の速度は、放射性窒素の餌による動物実験で、かなりよく調べられている。どの臓器についても、交代の速い組織と遅い組織とがあるので、一律の数字はあげられないが、タンパク質の半分が新しくなるに要する時間、すなわち〝半交代期〟または〝半減期〟は75ページの表③のようになる。

この表を見る時、半交代期が意外に短いことに気付くのだが、胃や腸などの消化管の内壁などはもっと短く、一日程度である。一方、赤血球のように寿命の決まった細胞もある。その値は127日である。

タンパク質がチョン（CHON）であることはすでに述べた。従って、これの異化では窒素化合物が出てくる。それは、アンモニアの形を取る。異化で発生したアンモニアは、二つの代謝のコースを取る。

第一は尿素になる反応であって、これは尿中に捨てられる。第二はアミノ基になる反応であって、それは可欠アミノ酸の合成に使われるが、脳内ではアンモニアが尿素に変化する代謝はなく、それはグルタミン酸と反応してグルタミンになり、また、グルタミン酸に戻る。

このようにして生体が作ることのできるアミノ酸は、可欠アミノ酸のすべてではない。可欠アミノ酸のうちのシステインは必須アミノ酸メチオニンから誘導されることはすでに述べたが、可欠アミノ酸チロシンもまた、必須アミノ酸フェニールアラニンから誘導される。ただし、この反応は脳では起こらない。

表③　タンパク質の半交代期

器官名	速い組織（日）	遅い組織（日）
肝臓	10	140
腎臓	11	180
筋肉	16	180
脳	16	150
骨	16	240

3　タンパク質分子の立体構造

一次構造＝アミノ酸の順序

夕食の食膳に豆腐が出たとしよう。

豆腐の主成分はタンパク質である。タンパク質を摂取する目的で食べても、何も考えずに食べても、それは小腸で分解、吸収され、結局は、体タンパクに変貌する。それは小腸でほとんど残らずアミノ酸にまで分解し、その壁を通過して血液に入り、しかるべき組織に運ばれ、そこで組織に同化する、ということだ。アミノ酸を材料として、新しいタンパク質が合成されたわけである。

夕食に食べた豆腐は、翌朝までには血や骨や、筋肉や脳や、肝臓や腎臓となっているだろう。すべての器官は不断の異化のために、豆腐のようなタンパク質の供給を待っているのだ。

このように考えてくると、タンパク質の摂取がいかに大切なものか、タンパク質の生合成が、いかなるメカニズムによって実現するか、が問題になる。まず、アミノ酸がペプチド結合によってつながれた形の化合物ポリペプチド、いやタンパク質の具体例を取ってみよう。

血液を赤く染める色素を「ヘモグロビン」という。これは血色素と訳される〝複合タンパク〟であって、赤血球に収まっている。複合タンパクとはアミノ酸以外の原子もしくは原子団を含む化学物質であって、ヘモグロビンの場合には鉄化合物ヘムを持っている。

この事実は、タンパク質があっても鉄がなければ、ヘモグロビンの合成ができないことを示しているはずだ。

ところでヘモグロビンは、ポリペプチドの鎖4本が結合した形の化合物で、その1本1本に1個のヘムが付いている。その鎖がまた、アルファ、ベータ、ガンマ、デルタの4種ある。この鎖を構成するアミノ酸の数は、アルファが141、後の三つが146である。我々成人のヘモグロビンは2種あって、一つはアルファとベータが組み、一つはアルファとデルタが組んでいる。そして胎児のヘモグロビンは、アルファとガンマが組んでいる。

アルファヘモグロビンのポリペプチド鎖を見ると、アミノ酸の順序は次のようだ。

バリン、ロイシン、セリン、プロリン、アラニン、アスパラギン酸、リジン、トレオニン、アスパラギン、……こうして141のアミノ酸が続くわけだが、その中の一つが違っても、ヘモグロビンの酸素運搬能力に多少の狂いが生じる。このアミノ酸の順序は、タンパク質にとって何よりも大切なものなので、「タンパク質の第一構造、または一次構造」という。一次構造とは、アミノ酸の順序から見た構造のことである。タンパク質の生合成の焦点は、アミノ酸を一定の順序に並べてつなぐ作業でなければならないわけだ。

〝アミノ酸組立工場〟リボゾーム

このアミノ酸を順序に従ってつなぐ作業をする工場は、細胞の中にある小器官――「リボゾーム」である。

これは、細胞の中心にある核につながった小胞体という名の小器官の表面に、ごまをまぶしたような具合に散っている。リボゾームは、雪だるまのような形をした顆粒である。小胞体には、リボゾームをまぶしたものと、そうでないものと2種ある。前者を「粗面小胞体」後者を「滑面小胞体」という。粗面小胞体は、ゴマが付いてザラザラしているのだ。ポリペプチドの鎖は、粗面小胞体上のリボゾームのところで合成される。

では、タンパク質の一次構造と呼ばれるアミノ酸の順序は何が決めるのだろうか。粗面小胞体には、その順序を暗号で書き込んだテープのようなものが送られてくる。テープレコーダーには、録音テープの音を再生する役目の〝ヘッド〟があるが、リボゾームは、ヘッドのような役目をする。ただし、テープレコーダーではテープが動いてヘッドは動かないが、この場合、テープが固定され、ヘッドに当たるリボゾームがそれを挟んで動く。

生体の場合、録音テープに相当するものを「メッセンジャーRNA」という。RNAは「リボ核酸」の異名である。メッセンジャーRNAは、タンパク質の一次構造のメッセージを携えて、粗面小胞体までやってくる。メッセンジャーRNAのことを「mRNA」と記す約束になっている。mRNAは、テープのように長い分子である。

mRNAのテープは、リボゾームが1回通過しただけで切れてしまうこともあるが、何回も繰り返して使われることもある。ヘモグロビンの場合は、何日も繰り返して使われる。

図③　ミクロゾームの２種

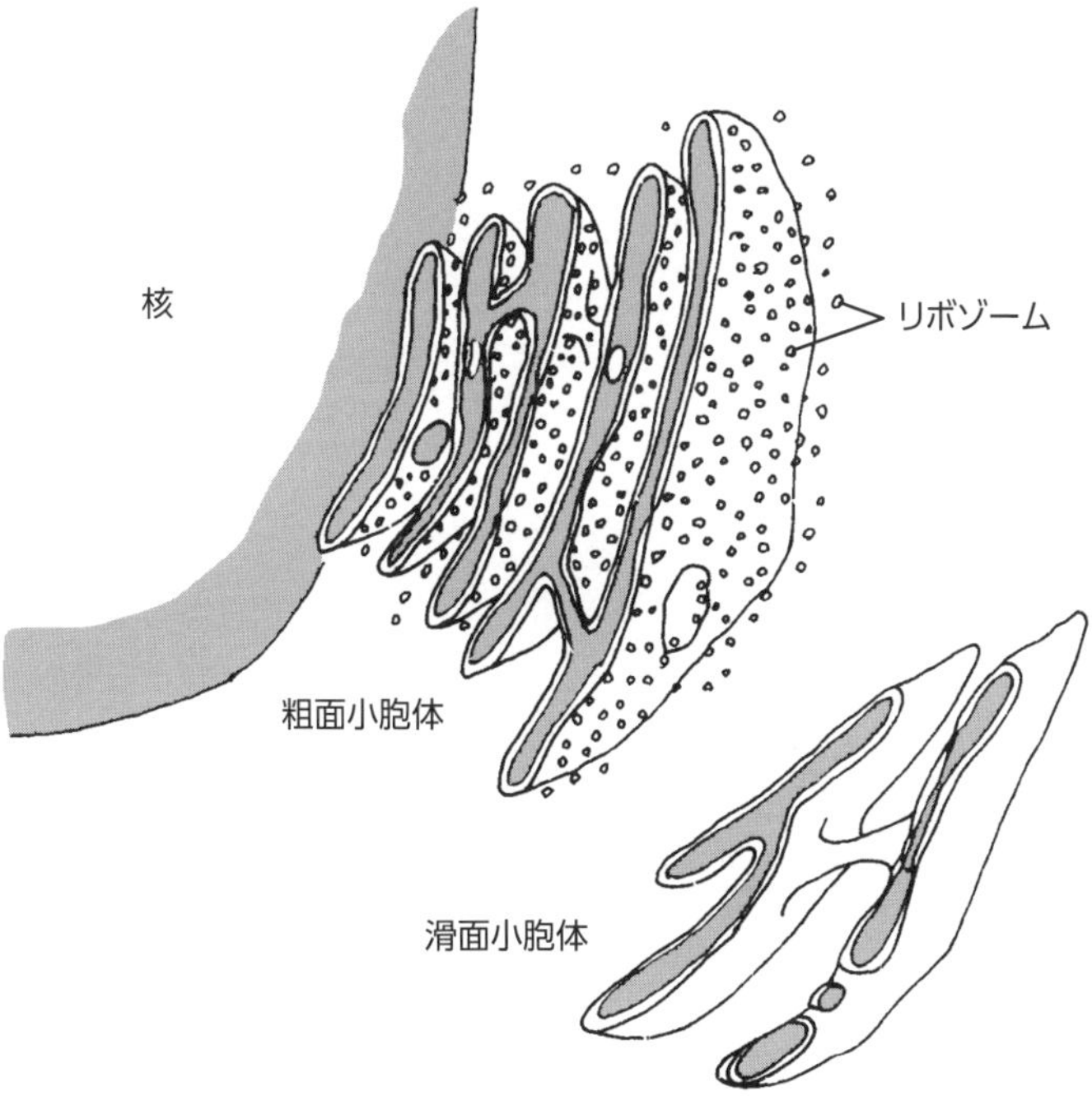

DNAの遺伝情報

では、mRNAの持つメッセージの発信者はどこにいるのだろうか。

それは、核の中の染色体に隠れている「DNA」という分子だ。DNAは「デオキシリボ核酸」の略称である。

DNAは、タンパク質の糸巻きに巻き付いて染色体に収まっている、二重らせん形の長い分子である。ここにタンパク質の一次構造の暗号文があって、mRNAはそれを写し取り、粗面小胞体に辿り着いたのだ。

我々の血が赤いのは、ヘモグロビンがあるためであり、両親の血も赤い。ヘモグロビンそのものを親からもらったのではなく、その製法を親から教えてもらったのだ。親はその製法を暗号でDNAに刻みつけて、それを子に伝えたのである。

生体に備わるすべての要素、すなわち、体系から生理機能に至るまでのすべての要素は、多少の変化はあるにしても、親譲りである。遺伝である。そして、遺伝情報の担い手を「遺伝子」という。遺伝子はDNA分子が担っているのだ。このことを発見したのは、アメリカの生物学者ワトソンと、イギリスの物理学者クリックとである。2人の少壮の科学者の協力によって、この20世紀最大の発見がなされたのであった。

DNA分子は非常に長い。細胞1個分の長さが180センチもある。その長い分子の中に、

図④　リボゾームとｔＲＮＡの活動

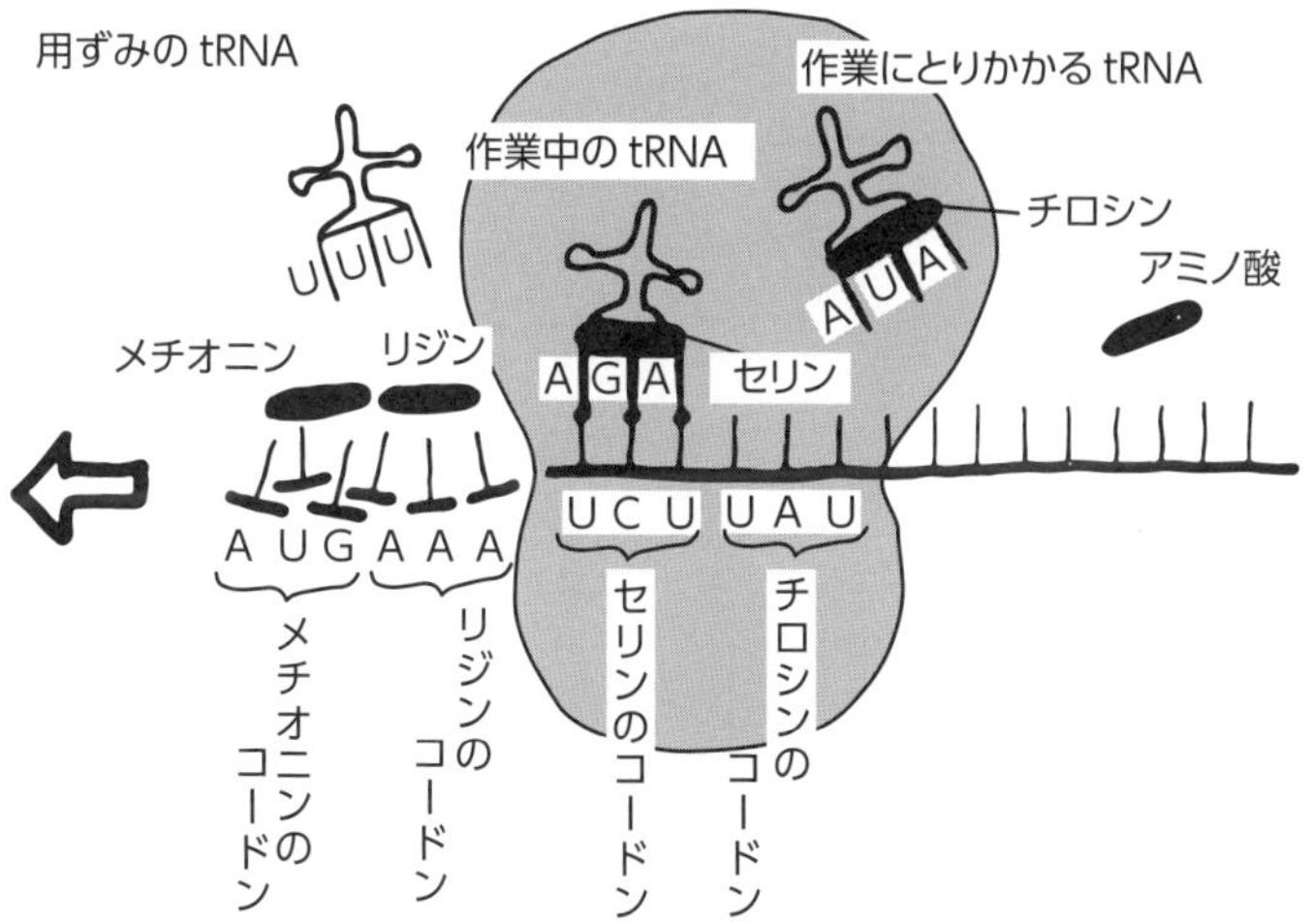

多くの遺伝情報が込められている。一つのＤＮＡ分子の中に、いくつもの遺伝情報の暗号文がつながって収められているわけだ。

骨髄の細胞がヘモグロビンを作るには、ＤＮＡ分子の中の、ヘモグロビンの製法を記した部分の暗号が転写される。ｍＲＮＡは、転写暗号を携え、核を出て粗面小胞体へいく段取りとなる。

リボゾームには、アミノ酸を1個ずつ担いだ運び屋がいる。リボゾームに、バリンの暗号部が吸着した状態になると、バリンを担いだ運び屋がそこへ来て、バリンを置いてゆく。運び屋のことを「トランスファーＲＮＡ」といい、これを「ｔＲＮＡ」と記す。ｔＲＮＡは、アミノ酸と結合したＲＮＡ分子である。

バリンの次に、リボゾームが解読する暗号が、ロイシンだったとしよう。すると、ロイシンを担いだｔＲＮＡがリボゾームに吸い込まれて、すでに担ぎ込まれたバリンに接して、ロイシンを置く。これで、バリンにロイシンがつながるのである。

このようにして、バリン、ロイシンの次にセリンが、そしてプロリンが、という順序につながれば、アルファヘモグロビンができ上がっていくわけだ。

以上の事実からして、タンパク質の一次構造を記憶した遺伝子、すなわち「構造遺伝子」の存在が想像される。

ヘモグロビンについていえば、成人の場合、それを構成するペプチド鎖は、アルファ、ベータ、デルタの3種も必要だが、それぞれに一次構造、すなわちアミノ酸の順序が違うので、構造遺伝子も、3種あるはずだ。この三つの暗号は多分1本のテープと一緒に入っているだろう。そのテープの名はｍＲＮＡだが、一つのｍＲＮＡに、20セットも30セットも暗号文が記録されることがある。

ヘモグロビンの場合、三つのペプチド鎖が同時に必要なのだから、これを一連の暗号文としてつなぐ方が好都合だろう。しかし現実の要求からすると、アルファが50％、ベータが47・5％、デルタが2・5％でなければならないから、事情はあまり単純ではない。

これと比べると、毛髪のようなものは単純だ。その構造を見ると、表皮、中質、髄の三つの部分があり、そこに色素メラニンがある。それらが同時に作られなければ、黒い毛は伸びないわけだ。すると、少なくともこれらに対応する四つの構造遺伝子が、つながって1個のｍＲＮＡに収まっていなければならないだろう。

毛髪を構成する四つの物質を見ると、表皮、中質、髄の三者はタンパク質であるが、メラニンはタンパク質ではない。従って、リボゾームで作られるものは、メラニンでなく、メラニン合成酵素でなければならない。ここに示した例では、遺伝子は、構造タンパクと酵素タンパクとの暗号を担っている。

一つ狂えば異常体質に

さて、鎌型赤血球症という一種の遺伝病がある。

普通ならば円板状であるべき赤血球が、三日月のような形をしている。そのためもあって酸素運搬能力が低く、生命活動にとっては不利である。従って、鎌型赤血球症の人は生存競争に負けざるを得ない。ところがこの鎌型の赤血球はマラリア原虫に好まれない。そのために、マラリア流行地では鎌型赤血球の人の方が強いことになる。

ヘモグロビンの一次構造を調べてみると、鎌型赤血球症の人と通常の人とでは、アミノ酸が1個だけ違う。通常の人のペプチド鎖に、ロイシン、ロイシン、トレオニン、プロリン、グルタミン酸、グルタミン酸、リジンとなっている部分があるが、この患者では、そこが、ロイシン、ロイシン、トレオニン、プロリン、バリン、グルタミン酸、リジンとなっている。グルタミン酸がバリンに変わっただけのことだ。ポーリングが発見したこの事実はタンパク質の一次構造がいかに重要であるか、を物語っていよう。

実は、ヘモグロビンの一次構造の異常は鎌型赤血球ばかりではなく、すでに２００種を越えるものが発見されている。ヘムの鉄と結合するアミノ酸は、本来はヒスチジンなのだが、これがチロシンになると、ヘモグロビンM症となる。この場合、チロシンと鉄との結合が強過ぎて、酸素を容易に受け入れない。そのために酸素が欠乏気味になり、唇などの色が紫色に黒ずむ。これを「チアノーゼ」という。ヘモグロビンM症にもいろいろあって、そのタイプのすべてが日本でも発見されている。

アミノ酸が一つ狂ったために、酸素を異常に強く結合して、容易に手放さないヘモグロビンもある。この場合、末梢血管へいくと、酸素が全く遊離されないために、末梢組織が酸素欠乏に陥ってしまう。

ヘモグロビン分子が不安定で、遊離したヘムが赤血球の外へ逃げ出すようなものもある。また、一次構造が確かに狂っているのに、何の支障もない場合もある。

一般に、アミノ酸が一つぐらい違っても、その位置によっては大したことはない。糖尿病患者がインシュリンの注射をする場合、これはブタのインシュリンが使われる。人間とブタでは、同じインシュリンでもアミノ酸が1個だけ違うのだが、生理作用はそれで差し支えないのである。

厳密にいえば、ブタインシュリンは、人間にとっては異種タンパクであるから、アレルギーの原因となる。その場合、インシュリンの注射は危険だ。その意味において、ヒトインシュリンを大腸菌に作らせる遺伝子工学の成果は、もてはやされて良い。

クリックの「生命の中心原理」

ＤＮＡの分子が二重らせん構造のものであって、そこに遺伝情報が刻印されており、この二重らせんが中心線からチャックのように開裂して、遺伝情報を複製する、という世紀の発見がワトソンおよびクリックによって行われてから5年後の１９５８年、クリックは「生命の中心原理」を発表した。

その原名は「セントラルドグマ」である。

ドグマといえば、独断の意味である。この物理学者は、自己の洞察が検証されていないことから、遠慮して〝独断〟といったのであろう。セントラルドグマは、直訳すれば〝中心独断〟となる。それを、「中心原理」と訳したわけだ。

クリックによると生命の中心原理を端的にいえば、遺伝情報はＤＮＡからＲＮＡに転写され、この転写遺伝情報がタンパク質の一次構造として実現する、ということである。このクリックのドグマが発表された年に、〝分子生物学〟という言葉が生まれた。ただしそれは、ささやかな火種でしかなかった。

生命の中心原理の教訓は、本質的に偉大なものというべきである。というのは、ＤＮＡという名の〝分子〟が遺伝情報の担い手であり、その分子が、自己と同一の分子を複製することができ、また、その遺伝情報伝達のために転写する他の分子（ＲＮＡ）があり、その分子がタンパク質の分子構造を指令する。一連の過程の中で、活動するものがすべて分子である、という画期的な認識がここに宣言されたことになる。これを文学的にいえば、分子でなければ夜も日も明けぬ、ということだろう。

その後、セントラルドグマという表現は「コーディング」と改められた。コードは遺伝情報を意味するから、コーディングは遺伝情報実現という意味になる。

かつてパブロフは、魂とは何か、という難題に挑戦して、魂の実体は条件反射である、という結論に到達した。それが今日では、魂の実体は分子の運動である、と言い切ってもさほど奇異の感が出てこないところまで、生命の科学は進んできたのである。

分子生物学の夜明け

毎日、三度の食事をする。これは〝食物という名の分子群〟を口に入れるということだ。そして個々人は、朝はトーストとコーヒー、昼はラーメン、というような食習慣を持っている。この献立について、栄養的な検討をしたことがあるかどうかは、別問題として、めいめい勝手な分子群を口に投入している。それでいて、他の人と同等な精神活動も肉体活動もできると、頭から決め込んでいる。

細胞内小器官の一つにリボゾームという名の顆粒のあることを、諸君はすでにご存じのはずだ。この雪だるまのような小さな顆粒は、mRNAの持ってきた遺伝情報を受けて、タンパク質を合成する組立工場である。その作業の内容から見て、ここには複雑な機構があるはずだ。

このリボゾーム工場の分子をバラバラにしてみる。そしてそれを細胞と同じ環境の中に置くと、分子は自然に集合して、元通りのリボゾームを作り上げる。プレハブの家屋の部品を揃えて空地に置いておいたら、自然に組み立て作業が始まって、ちゃんとした建築物ができ上がる、というような話である。プレハブ家屋でこんなことがあったら、まさしく魔法だが、生体を構成する部品、すなわち分子では、魔法ではなく、こういうことが実際に起こるのである。

生体を構成する分子はごくごく小さく、しかもそれが互いに接近している。従って、相互の引力ないし結合力が常に有効であり、分子間の結合を妨害する役割を負う分子もあるだろう。結合を無理に引き裂かれて、別の相手を求めてさまよう原子団もあるだろう。無論、生体を構成する分子の多数派はタンパク質であるが、この分子は、いろいろな性質の結合力を表す点をいくつも持っている。リボゾーム形成の場合でも、この結合力が主役を務めたことは、疑う余地もない。

とにかく、リボゾームという名の複雑な機能と形を持った建造物は、材料さえ整えば、自然に作り上げられる。おそらくこれはリボゾームだけの話ではないだろう。細胞と呼ばれる生命の単位も、材料さえ整えば、自然に組み立てられる、と考える学者が多い。多分そこには、材料を揃える順序というものがあるだろう。しかしそれは、全体から見れば小さな問題だ。分子の種類や形や引力や結合力が、生体を組み立て、そこに魂を吹き込むのだ。

食物や栄養学について考える時、ここまで深く掘り下げることが望ましい。

幸い我々、分子レベルで生体の諸現象に深く入り込めるところまで、科学が進んできた。その科学の名称を「分子生物学」という。分子生物学では、生体を分子の集合体と見る。そしてまた、その集合体を統合する分子として遺伝子を置く。その集合体の性質が深く分かっていないのは残念だが、食物を口から入れるということは、分子の集合体に、別の分子の集合体を投入することに他ならない。この新事態に対処するために、受け入れ側には混乱が起こるだろう。いや、集合体相互の間に、運動が起こるだろう。

分子の特性や、運動についての科学として、物理学と化学がある。この二つの科学は、昔は生物学とは全く無縁な畑であった。そしてクリックの生命の中心原理は、これらを統一することになったのである。生物については、無生物に対するのとは全く違う法則があると考える学者が、昔は多かった。この法則を「ビオトニック法則」というが、これが幻想として葬られた時点から、分子生物学は実質的に出発したのである。

分子生物学は生体の論理であるから、生理学も、医学も、栄養学も、これを基礎として再建されるべき運命を持つ。事実我が国でも、１９７０年代になると、これが医学教育の中に基礎学科として取り入れられ始めた。我々の体は、DNAを中心とする分子の集合体として医師の目に映る時代となったのだ。

無論、今日第一線で活動する医師たちの中で、分子生物学を頭に置く人はごく少ない。その意味において、近い将来に、医師の頭の大幅な切り換えの起こることが予想される。その時医師は、食生活の重視、予防医学への方向転換などを迫られるのではあるまいか。栄養学の先進国であるアメリカでは、医師の栄養に対する無知が、ジャーナリズムに叩かれている。栄養学を知らない医師は失業すると警告する指導者も出てきた。

魚の目は分子的現象

分子生物学は、誕生してから20年余り（執筆当時）しか経たない若い学問である。従って、それはまだ未熟であって、人体は依然としてブラックボックスである。口から入れた食物が、どこでどうなるかを、分子レベルで解明するまでに至ってはいない。テレビ受像機にスイッチを入れた時、電子がどの部品でどうなるかが、素人に全く見当がつかないのと、同じようなものだ。

テレビの場合ならば、画面と音が出てくれれば、それでたくさんなのだ。人間の場合ならば、ひもじい思いをせず、頭や手足が一人前に動けば、それでたくさんなのだ。ただ、どちらも故障を起こす。テレビならば電気技術者に頼めば良い。人間ならば医師に診てもらえば良い。これが常識というものだろう。

人体ブラックボックスは、テレビブラックボックスと比較して、高度に複雑かつデリケートである。わずかな故障なら、自力で容易に乗り切れることが多いのは、そのためである。テレビが自分の故障を自分で直すことはないが、人体は、それが可能なようにできている。

それは、一つには異化、一つには解毒のあるためだろう。

人体には、故障した部品を新品と交換するような芸当ができる。我々の皮膚は、擦りむけても知らないうちに自然に治る。

皮膚はタンパク質でできている。従って、すり傷ができた時、皮膚は修復の材料としてのタンパク質を要求しているはずだ。当の本人は、そんなことはお構いなしだが。

足の指に〝魚の目〟ができたとしよう。これは小さな故障だ。スピール膏を根気よく貼れば治るだろう。しかし、再発の確率は高い。というのは、その人には、魚の目のできやすい分子的条件があるからだ。断っておくが、魚の目の遺伝子情報がＤＮＡに刻み込まれていて、魚の目ができるのではない。原因は、口から入れた分子群にあったのだ。ビタミンＡが不足していたために細胞分化にミステークが起きたのだ。これが解消するまで、その人は魚の目に悩まされる可能性がある。

この例で分かるように、小さな故障でも、大きな故障でも、栄養障害からくるものが多い。

ただそれが、魚の目が靴を履かない人には出ないという事実から分かるように、故障を起こす条件は単純でない。

極言すれば、すべての故障に栄養条件の参加がある、と考えるのが正しい。故障というものは、人体を構成するすべての分子は、酸素などの気体分子を除けば、食欲からきたものではないか。そして、その中で最も重要な基本的な分子が、タンパク食品の持つアミノ酸であることを、諸君はすでに理解されたであろう。

タンパク質を抜きにして、人体を語り、健康を語るのはナンセンスである。生命の中心原理に登場する、DNA、RNAなどの核酸も、アミノ酸から作られるのだ。

二次構造＝直線とらせん

我々は親からタンパク質の一次構造を教えられた。それは、遺伝情報としてDNA分子に、暗号の形で刻み込まれている。必要に応じてその暗号を転写し、解読してタンパク質を合成する。そのタンパク質の大部分は「酵素」である。

酵素タンパク分子の形を見ると、どれもが糸くずを丸めたようになっている。タンパク質とは、アミノ酸を次々とつないだ鎖状の高分子であるが、その長い鎖が丸くなって、酵素タンパクとなっているのである。このような形のタンパク質を「球状タンパク」という。酵素タンパクは球状タンパクに属する。

酵素の働き、すなわち酵素活性に球状タンパクの球状が関係するとすれば、その球の形も親譲りでなければ困るだろう。事実、その通りなのである。ところが、遺伝情報として与えられたものは、タンパク質の一次構造でしかない。とするならば、球状タンパク分子の形は、一次構造から自然に決まってくる性質のものでなければならない。

先に、ヘモグロビンの分子が、4本のポリペプチドからできていることを述べた。4本は、あちこちで互いにくっついている。そのために丸まっている。ヘモグロビンは、4本の糸を丸めたような球状タンパクであったのだ。

ポリペプチドを作るアミノ酸は、それぞれに結合点を持つ傾向がある。タンパク質は、ベタベタくっつきたがる。それは痰を吐いてみれば分かる。痰は、相手かまわずくっつくだろう。あれは、タンパク質の性質でもあり、それを構成するアミノ酸の性質でもある。

ここに1本の鎖があったとしよう。鎖の所々に磁石を取り付けておいたとする。そうすれば、磁石と磁石との吸引力でその鎖はひとかたまりに丸まってしまうだろう。ポリペプチドの鎖も、そのような引力によって丸まるわけだ。

磁石なしの鎖が丸くならないのと同じように、ピンと伸びたタンパク質分子もある。これを「繊維状タンパク」という。毛や爪などの材料となるケラチンは繊維状タンパクの例である。

図⑤　タンパク質の二次構造と三次構造

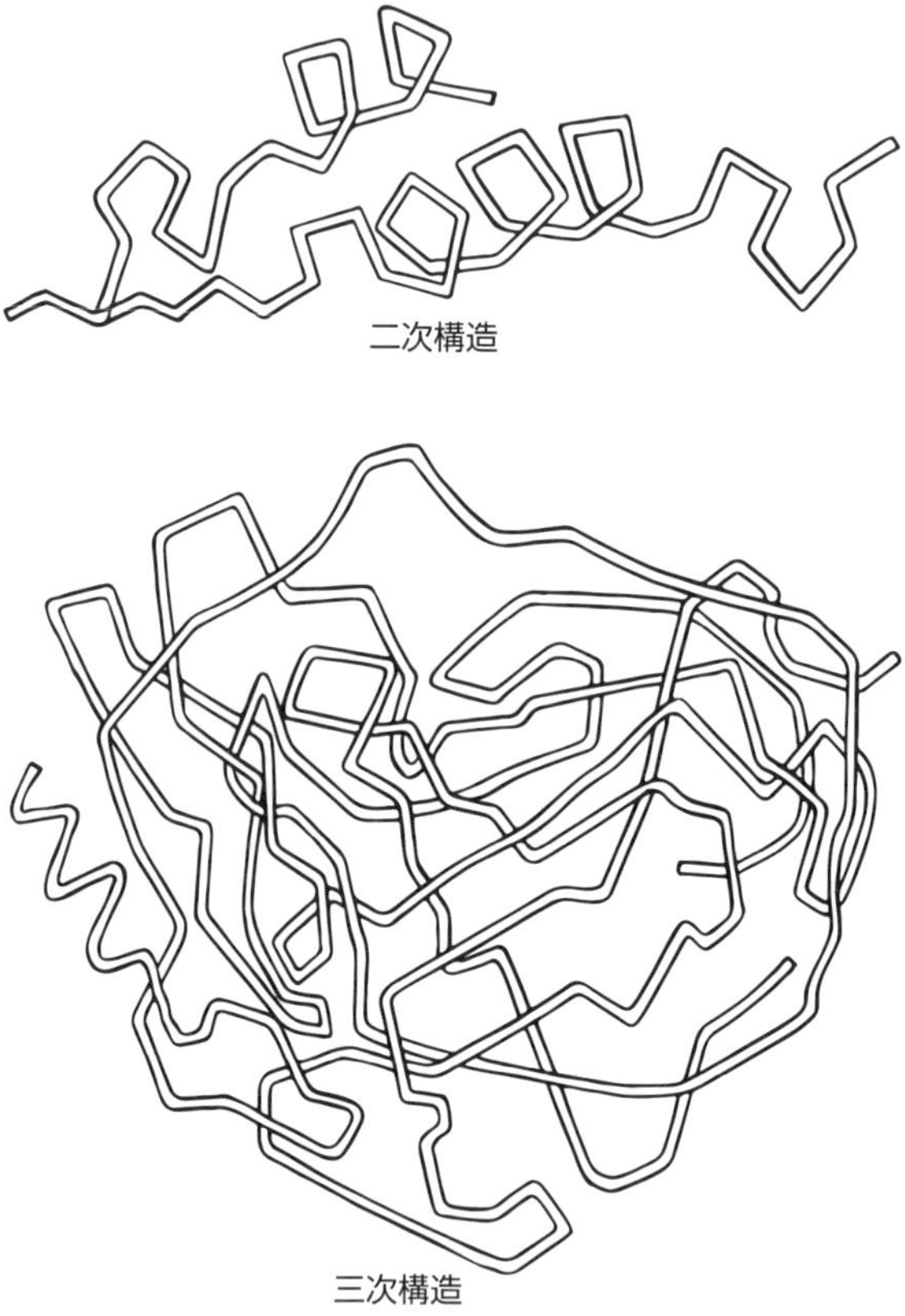

筋肉の材料となるアクチンや、皮膚、骨、総合組織などの材料となるコラーゲンなども繊維状タンパクである。この形のタンパク質は、これ以外にはない。

球状タンパクのポリペプチド鎖を引き伸ばしてみると、ジグザグの部分とらせん状の部分とが入り混じった形のものになる。らせん部分ができるのは、磁石がわりと規則正しい位置にあって、互いに引き合う結果、と考えて良い。引き伸ばした鎖には、側鎖と呼ばれる枝が生えていることもある。

いずれにせよ、このように、部分的にジグザグとらせんとのある点に着目した時、これを「タンパク質の第二構造、もしくは二次構造」という。

三次構造＝球状タンパク

タンパク質の二次構造は、アミノ酸相互間の引力によるものであり、そのアミノ酸の配置は一次構造から決まるものである。従って、タンパク質の二次構造は一次構造から決まるとするならば、二次構造もまた親譲りの遺伝情報に組み込まれている、と考えるのが正しい。

この糸くずのようなポリペプチド鎖に自由を与えれば、くっつきたい箇所は互いに結合するから、全体の形は丸くなる。この状態でのアミノ酸の空間的配置を「タンパク質の三次構造」という。三次構造は二次構造から決まり、結局は一次構造から決まる。従って、球状タンパクの球の形は、遺伝情報の中に刻まれていることになる。

先に、ヘモグロビンが球状タンパクであるといった。それは、三次構造を述べたことにあたるが、成人のヘモグロビンの97・5％を占めるヘモグロビンAの場合、ポリペプチド鎖は、アルファが2本、ベータが2本である。それも、アルファ2本が絡み合って一つの球状タンパクを作り、ベータが2本絡み合って一つの球状タンパクを作り、しかもこの二つの球状タンパクが一対になって、初めてヘモグロビンAの一分子、ということになっている。

このような場合、それぞれの球状タンパクを「サブユニット」といい、サブユニットが二つ集まって作った分子団を「二量体」という。この二量体のような分子団を作った時のアミノ酸の空間的配置を「タンパク質の四次構造」という。タンパク質の構造は、第一から第四まであり、一次から四次までである。

四次構造＝オリゴマーの形成

タンパク質の四次構造は、二量体だけとは限らない。四量体、六量体、八量体、一二量体などが、この他にある。いずれにしても、サブユニットの数は多くはない。そこで〝少数〟という意味の〝オリゴ〟という接頭語を付けて、これらを一括して「オリゴマータンパク」という。

酵素タンパクの場合、その四次構造は、極めて重要な意味を持ってくる。というのは、オリゴマーが形成できるか否かで、酵素活性が決まるからだ。

タンパク質の四次構造は、三次構造を取るサブユニットの間の結合力によって実現するものであるから、結局はＤＮＡに刻み込まれた遺伝情報の決定するところである。

ところが、オリゴマータンパクが、無条件に作られるものではないという点に、健康管理上の問題が出てくる。酵素活性こそが、生命活動を握る鍵だからである。

まず、オリゴマー形成を阻害するものとして、重金属をあげなければならない。多分それは、サブユニット同士の結合点にくっついて、結合を妨害するのであろう。

オリゴマータンパクが作られず、酵素活性が低下すれば、体調が良いはずがない。少なくとも、疲労感、倦怠感が襲うだろう。有機水銀中毒患者、鉛中毒患者、六価クロム中毒患者などが、オリゴマータンパク形成に難渋していることは想像できる。

一方、体が酸性になっては良くない、とよくいわれる。リンパと血液とを合わせて「体液」というが、体液が一定のアルカリ度を保つことは、健康のため重要な条件である。これは、オリゴマータンパク形成の条件でもあるのだ。

アルカリ度を表すのに、ペーハー値を使うと都合が良い。ペーはｐ、ハーはＨのドイツ読みである。ｐは指数（ポテンツ）を意味し、Ｈは水素を意味する。結局これは水素イオン濃度の指数的表現によってアルカリ度を表現する方法なのだ。

ここに水があったとする。水の分子は、2原子の水素と1原子の酸素とからできている。この分子の中には、水素と水酸基とが、電気を帯びて分離したものがある。水素は正電気を帯びて陽イオンとなり、水酸基は負電気を帯びて陰イオンとなる。これを「電離」という。

純粋な水では、水分子1千万個に付き1個の割合で電離が起きている。ここには0が七つ並んでいるから、これを10の7乗とすることができる。この水では、10の7乗分の1の水が電離し、水素イオンを作っている。これをペーハー値が7とする。普通の水は酸性でもアルカリ性でもなくて中性だから、ペーハー7を中性とする。

何かの事情で、ペーハー値が3になったとしよう。すると、水素イオン濃度は10の3乗分の1になる。中性の場合の1万倍ということだ。ところで、水素イオンの多いことは酸性の強いことを表している。水素イオン濃度が中性の場合の1万倍になれば、かなり強い酸性ということになる。

これで分かる通り、ペーハー値が7より小さければ酸性、大きければアルカリ性ということになる。ペーハー7の時、水素イオン濃度と水酸イオン濃度とは等しい。前者が後者より大きければ酸性、小さければアルカリ性になるのだ。

人間の体液のペーハー値7・35から7・45の間である。従ってアルカリ性だ。これがもし7・30まで下がれば危篤である。しかし、この時もまだアルカリ性だ。体液が酸性に傾いた状態を「アチドーシス」というが、その時もなお、体液はアルカリ性である。

ところで、酵素の主たる持場は細胞の中である。そしてその酵素のサブユニットは、適当なペーハー値を与えられた時、初めてオリゴマーを作る。このペーハー値を「最適ペーハー」という。

アルカリ性に保つべき理由

消化管の中には消化酵素があって、食物を簡単な分子にまで分解する。消化管の中は細胞の中とは違うけれど、消化酵素にも、最適ペーハーがある。

胃は塩酸を含む胃酸が分泌されて、ペーハー値1・5〜2・0という強い酸性の環境が作られている。そして酸性の環境はタンパク消化酵素ペプシンにとっては最適ペーハーになっている。従ってそこでは、タンパク質の消化が進行する。ペプシンは所定のオリゴマーを作っているのだ。

胃では、脂肪消化酵素リパーゼも分泌される。しかしこれは強酸性の環境ではオリゴマーが作れないために、実際に消化活動を行わない。そして、十二指腸へいって、アルカリ性の環境で初めて脂肪の消化に当たる。そしてペプシンはそこで失活し、タンパク質の消化をトリプシンなどに委ねる。

細胞内の酵素の最適ペーハー値は組織毎に違うが、これは間接的に体液のペーハー値に支配されている。そして、体液のペーハー値が適当に高い時、各組織の細胞内部のペーハー値は、容易に最適ペーハーになる。

体をアルカリ性に保つ必要があるというのは、このような根拠による。

タンパク質の四次構造を守るために、体液をアルカリ性に保つ努力をしなければならない。この努力を怠れば、酵素の材料であるタンパク質の補給に手抜かりはなくても、酵素活性の低下によって、ひどい目に合うのである。

表④　臓器の最適ペーハー値

臓器名	最適（pH）
肝臓	7.35
骨髄	7.35
脳	7.05
網膜	7.0
神経	6.8

4　酵素、ビタミン、ホルモン

(1) 酵素療法の問題点

血色素(ヘモグロビン)の合成と酵素

酵素活性の高いことが、生命のために最高の条件であることに間違いはないが、ある酵素の活性が高いということは、その酵素の担当する代謝が無制限に進行することをよしとするのとは違う。すべては統制が取れて、初めて満足できる状態になるのである。

ヘモグロビンを例に取ろう。

血中ヘモグロビンの濃度、すなわち「血色素量」は、血液100ミリリットルに付き、男で15、16グラム、女で13、14グラムが標準とされる。この標準濃度が現在値であれば、ヘモグロビンの合成をする必要はないわけだ。

「ホメオスタシス」という概念が、アメリカのキャノンによって提唱されたが、それは「恒常性」の意味である。生体は自律的に恒常性を保とうとする。ヘモグロビン濃度にしてもそうだ。各自が、自分のヘモグロビン濃度を一定に保とうとする。そのコントロールは、どのようにしてできるのであろうか。

前章ですでに述べたように、赤血球の寿命は平均127日である。それは絶えず壊れて、ヘモグロビンを放出する。壊れる場所は、脾臓および細網内皮細胞である。ここで遊離したヘモグロビンは異化反応を受け、「ビリルビン」という名の赤褐色の物質となって、胆汁中に捨てられる。ビリルビンの生成量は、ヘモグロビンの破壊量に比例するわけだ。だから、ビリルビンの生成に応じてヘモグロビンの合成が行われることが、ヘモグロビンのホメオスタシスの条件、と考えてよかろう。

ヘモグロビンの合成を全体的に見るのも良いが、ここでは、これのヘムの部分の合成に焦点を当てることとする。

図⑥　ヘムの合成

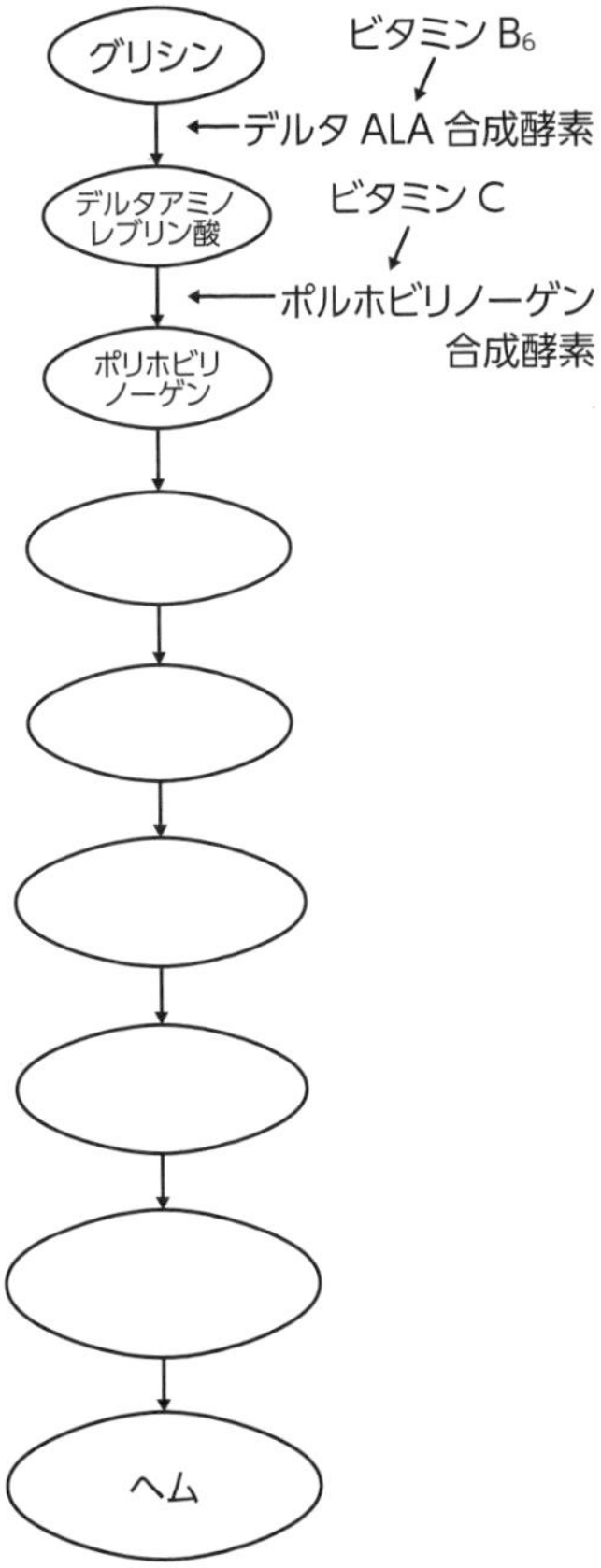

まず、ヘムの最初の材料はアミノ酸グリシンである。第一段の代謝で、これがデルタアミノレブリン酸になる。これを略して「デルタＡＬＡ」という。第二段の代謝では、デルタＡＬＡがボルホビリノーゲンになる。次々とこのような代謝が進行すれば、第八段の反応によってようやくヘムに達する。そしてそれがポリペプチドの鎖に捉えられて、ヘモグロビンになるのである。無論これらの代謝に対応した酵素があるわけだ。

製法を親から教わってこない人間は、血液を作ることができず、胎内で死んでしまうはずである。ということは、我々は、ヘムを合成するための8種類の酵素の製法を知っていて、必要に応じてそれを作っている、ということだ。その酵素の製造、いやヘムの製造は、どんなメカニズムでコントロールされているのだろうか。

調節遺伝子と抑制タンパク

我々は「構造遺伝子」という、タンパク質の一次構造、すなわちアミノ酸の順序を刻印した遺伝子のあることを知っている。しかし、構造遺伝子だけがあったのでは、ホメオスタシスを実現することなど、できはしない。ＤＮＡ分子には「調節遺伝子」という名の遺伝子が収まっている。これは構造を指令するのではなく、調節を指令する。

ところで、ヘムを合成する8段階の代謝は、別々に調節する必要はない。8種の酵素のためには8個の構造遺伝子が必要であるが、その構造遺伝子のセットに対して、1個の調節遺伝子があれば足りる。その調節遺伝子の指令を受けて、8段階の代謝が一連の反応として、進行し、あるいは停止する。調節遺伝子は、構造遺伝子の支配者なのだ。

それをうまくやるためには、第一段に働く酵素の手綱を握っていれば良いわけだ。第一段がゴーならば、第二段以下も自動的にゴーになる。第一段がストップすれば、第二段以下も自動的にストップする。

調節遺伝子の支配の対象となる第一段の酵素を、特に「アロステリック酵素」という。アロステリック酵素は、ゴーの時とストップの時とで、分子の立体的構造を変えるといわれる。アロステリック酵素は、三次構造を変えることによって、活性化したり不活化したりするのであろう。アロステリックは、立体特異性を意味している。

このあたりの事情は込み入っているが、大ざっぱな想像を加えて説明したい。

まず、調節遺伝子と呼ばれるものは、ＤＮＡ分子なのであるから、これもタンパク質の一次構造についての暗号を持っている。その暗号によってリボゾームで作られたタンパク質を「抑制タンパク」という。調節遺伝子は、抑制タンパクの製法を心得ていたのだ。

この抑制タンパクは、ＤＮＡのオペレーター部位と呼ばれる部位に結合して、構造遺伝子の活動を抑えている。ヘモグロビンの分解産物ビリルビンがくると、それが抑制タンパクと結合し、それをオペレーター部位から引き離す。そうなれば、抑制が解けるので、構造遺伝子は活動を開始し、第一段の酵素を合成する。これがアロステリック酵素である。そうなれば、第二段以下の酵素も自動的に合成され、ヘム製造の一貫作業が始められるのだ。

ビリルビンのある間、抑制タンパクは抑制を解いているだろう。一方、アロステリック酵素は、ヘモグロビンが大量にできれば、それと結合するかどうかして活性を失い、製造を中止するだろう。

この説明は細かい点では間違っているかもしれない。しかし、大筋では、代謝の調節はこのような具合に、巧みにコントロールされている。それでなければ、ホメオスタシスの維持は不可能に近いだろう。

卵を敬遠するのは少しヘンよ

我々は、酵素活性がオリゴマータンパクの形成によって左右されることを知った。そこで、先に前章で述べた、オリゴマータンパクの形成とペーハー値との関係であるが、オリゴマーを間違いなく作るためには、体液のペーハー値を高く保たなければならない。そして、体液のペーハー値を上昇させる主役はカルシウムイオンである。また、それを低下させる主役はリン酸イオンである。従って、酵素活性保持のためには、カルシウムの摂取と、リン酸の摂取の抑制とが要求される。

消化吸収されたブドウ糖やアミノ酸は、エネルギー化する過程で、ピルビン酸や乳酸になる。また、細胞内呼吸で発生した二酸化炭素は血中で炭酸になる。これらの酸は体液のペーハー値を押し下げるには違いないが、リン酸のようにしつこいものではない。ピルビン酸や乳酸はビタミンB_1、ニコチン酸、ビタミンB_2、鉄があれば容易に退散するし、二酸化炭素は間違いなしに肺から外に追い出されるからだ。

体液のペーハー値を高く保とうとしたら、これらのビタミンやミネラルを十分に摂り、コーラ類のようなリン酸飲料を控えれば良いことになる。俗に砂糖は酸性食品だといわれるが、ビタミン、ミネラルさえあれば、そんな悪名をきせる論拠はないのである。

卵もよく酸性食品だといわれる。腐った卵が、硫黄に特徴的な臭いを発散することはよく知られているが、〝酸性〟の悪名の元は硫黄である。

一般に、食品を酸性、アルカリ性に分類する時には、高圧を加えて加熱する。こうして脱水すると、後に灰が残る。これを水に溶かしてペーハー値を見るのである。卵の場合、このような処理によって硫酸ができる。硫酸が酸であるところから、卵が酸性とされるわけだ。

このような化学反応でなくても、ＤＮＡの指令によって、体内で硫酸を作っている。ただしそれは、コンドロイチン硫酸という名の粘質多糖体の成分としてである。この物質は血管壁や粘膜から、骨や角膜に至るまでの結合組織の構成材料なのだ。組織の中で、このものはタンパク質と結合しており、体液のペーハー値に全く関係がない。

体内には単体の硫酸もある。これはある種の汚染物質の解毒のために働いている。

卵の硫黄は、アミノ酸メチオニンおよびシステインの分子中にある。この二つは含硫アミノ酸として一括されるが、日本人の食習慣の中では、これの不足が指摘されている。従って、酸性食品だとか、コレステロールの多い食品だからといって、卵を敬遠するのは、どこから見ても不合理である。汚染をいうのなら、話は別だが。

食物から摂るコレステロールの量の数倍のものを、生体は合成しなければならない。

酵素を口に入れると……？

我々は、酵素について多くのことを知った。

それは、タンパク質である。そしてそれは、生命の実体である代謝を、あらゆる段階で媒介する物質として、欠かせないものである。それならば、酵素そのものを食べたら良いではないか。タンパク質なら口に入れて差し支えないはずではないか。

このような発想があって、別に不思議はない。むしろ、自然のことであろう。

酵素食品がいろいろと市販されているが、それも筋の通らないことではない。それどころか、医療上にも酵素の投与が行われているのが実情である。「酵素療法」というものが、現実に存在しているのだ。

酵素食品の含む酵素は、無論限定されたものであろう。それについて論じる前に、酵素を口に入れる、という行為の一般的な意味を、具体例をとって、考えてみよう。

例のヘム合成の第一段階に登場するデルタＡＬＡ合成酵素を口に入れたらどういうことになるだろうか。

これはアロステリック酵素で、抑制タンパクによって合成を抑制される性質のものであるが、抑制のある時にこれを口に入れたとする。もしこれが血中に入れば骨髄の造血組織に流れていき、ヘム合成を開始しようとするだろう。しかし、抑制があるから、第二段以下の酵素が作られない。従って、ヘムの合成は開始されない。一方、グリシンはアミノ酸であるから、骨髄にも存在する。従って、外からきたデルタＡＬＡ合成酵素は、グリシンをデルタＡＬＡに変えるだろう。ところが、ポルホビリノーゲン合成酵素がないから、デルタＡＬＡが蓄積してくる。

イギリスのレディング大学スミス教授は、ラットにデルタＡＬＡを投与して、凶暴性の発現を見ている。アルコールやシンナーによる凶暴性は、デルタＡＬＡの蓄積からくる、と主張する学者もいる。まさか、デルタＡＬＡ合成酵素を食べる人はいまいが、外来の酵素にはこの種の問題があろう。

ただし、酵素はタンパク質なので、前に述べたように、よほどうまくやらなければ、ほとんど全部がアミノ酸にまで分解される。血中にそのまま流れ込むものは微量であるから助かるが、おそらくそれは正常な代謝の妨害になりかねない。

酵素は、食品の形で摂るにせよ、薬剤の形で摂るにせよ、この種の問題に付きまとわれる、と考えるが良い。

無難の折り紙の付くのは、消化管の中に存在する「消化酵素」のみだ。その中で有名なものは、高峰譲吉のタカジアスターゼである。

市販の各種酵素剤

炎症が起きた時、それにフィードバックして、副腎皮質は消炎ホルモンを分泌して血中に送り込む。このような時、的確な効果を狙うとすれば、副腎皮質ホルモンの投与に勝るものはない。ところがそれは、強烈な副作用のゆえに敬遠されるのが通例である。

そしてこのような時、消炎酵素剤が投与される。その正体は消化酵素である。

これを服用すると、打撲でできたこぶが、おもいのほか早く消えたりする。少なくとも消化酵素の場合、腸壁での吸収があると考えて良い。無論それについては、第2章に述べたような条件が付くだろう。

「消化酵素」の名で、治療効果の面から呼ばれる酵素はいろいろあるが、大部分はタンパク分解酵素であり、消化酵素である。トリプシン、キモトリプシンなどが、消化剤としてではなく、消炎剤として使われている。これらは牛の膵臓から抽出したものである。

炎症が起きた場合、そこには内出血もあり腫脹もあり、また組織タンパクのポリペプチド鎖が切れている。アミノ酸9個ないし11個の切れ端は、痛み、痒みの原因物質で、代表の名はブラジキニンである。これをさらに分解すれば、痛みも痒みも消えるはずだ。そして、その役割をタンパク分解酵素が負うならば、それは〝消炎酵素〟の呼び名にふさわしいではないか。内出血による凝血も、膿も、タンパク質だから、それの分解は望ましい処理になるはずだ。血液の凝固にも酵素が関係しているから、その酵素が分解されて、凝固が抑制される、というメカニズムもある。

この種の酵素剤は、現実に、挫傷、捻挫、手術傷、慢性気管支炎、気管支拡張症、膿胸、血栓性静脈炎などに利用されている。

高血圧の患者が、「カリクレイン」という名のタンパク分解酵素を、降圧剤として用いることがある。これは血液中のタンパク質を分解して、降圧作用を持つペプチドを作って、血圧を下げるのである。また、ある種のタンパク分解酵素は、ガンの転移の予防になっているのではないか、といわれている。

酵素療法の中で実用になっている酵素としては、タンパク分解酵素の他に、酸化還元酵素のチトクロームCと、多糖体分解酵素リゾチームがある。

チトクロームCは、出血、外傷、梗塞がある時用いられるが、期待されているのは、細胞呼吸のレベルアップによって、治癒を早めることである。チトクロームCのような大きな分子が、細胞膜を通過し、細胞呼吸のありかミトコンドリアに侵入し、そこでスムーズに活動の場を与えられるものかどうかは、問題のあるところだ。それにしても、とにかく若干の効果があるのだから、この高分子は、細胞膜の傷んだところがあれば、そこから内部に入るのではないか、といわれている。

酵素療法に用いられるような酵素タンパクが、消化管に入った時、腸壁で吸収されるかどうかは、避けて通れない問題であろう。

人の腸管を取り出し、反転したもので実験してみる時もトリプシンなどのタンパク分解酵素は、かなりよく腸壁を通過する。生体内でこの数字がどうなるかは不明だが、最高15～20％の通過を見た人がいる。この実験では、タンパク分解酵素以外の酵素、すなわちチトクロームCやリゾチームなどは、全く腸壁を通過しないことが分かった。人間の生きたままの腸で、これと同じ現象が起きるという保証はないが、これは参考になる事実である。

酵素療法が盛んになるにつれて、この方向の研究が進み、動物を使って多くの実験がなされた。東京理科大の森脇千秋教授は、キモトリプシンの0・3％がラットの腸を、名古屋市立大の村地孝教授は、リゾチームの0・2％がウサギの腸を通過することを確認している。成人の腸で、タンパク質が、アミノ酸まで分解されることなしには吸収できないと考えるのは誤りと分かった。酵素の経口投与による療法の道は開いていたのである。

「酵素療法」の鉄の壁

すでにお分かりの通り、すべての酵素はタンパク質である。従って、タンパク分解酵素の存在は、すべての酵素に対する脅威たりかねない。

また、脳下垂体の分泌する副腎皮質刺激ホルモンや成長ホルモンはタンパク質である。タンパク分解酵素によってこれらのホルモンが分解されないとはいえず、ここにも大問題が残っている。

現在の大勢としては、タンパク分解酵素の経口投与が増える傾向だ。

酵素療法に使われる諸々の酵素のうち、人体から取ったものはむしろ例外である。例えば、チトクロームCは馬の心筋から抽出したものである。従って、治療用酵素は原則として異種タンパクであるから、体内に入ると、抗原として機能し、抗原抗体反応を誘発しやすい。口から飲むのでない酵素には、特にこの危険が付きまとうのだ。チトクロームCは静注して用いるが、継続して連用すると、発疹や浮腫など、アレルギー症状を表すことがある。

元来、酵素というものは、自前で生合成すべきものであるから、外来の酵素はすべて、代謝を攪乱すると考えて良い。

血液凝固のために働く酵素を分解してしまえば、出血傾向が表れるが、このような見やすい副作用ばかりではない。仮に、人体から取った酵素であっても、そのような現象が心配されるのに、市販の酵素剤は、人の尿から取ったウロキナーゼ、血清から取ったプラスミン以外は、すべて動植物由来の異種タンパクである。いわゆる酵素食品が、すべて口から入れられる形であることには、効果はともかくとして、安全性の上では大きな意義がある。

ある酵素を先天的に欠く人や病気によっては、酵素を喪失する場合がある。肝臓疾患の診断に、GOTやGPTなどの酵素の血中濃度の検査が行われるが、これはもともと肝臓の細胞内にあるが、膜の損傷や透過性の異常亢進のために、溢れて血中に現れる情況を調べるのが目的である。このような時、肝細胞は、GOTやGPTを失っているのであるから、外からこれの補充ができれば結構なことだ。先天的に欠損した酵素であっても、病気によって失われた酵素であっても、補充が可能なら心配することはない。

しかし、酵素の補充は全く成功していない。というのは、外から与えた酵素は細胞外にあって、細胞内の代謝に参加するのを拒否されるのが原則だからである。

酵素療法には、厳として鉄の壁があるのだ。酵素食品についても、同じことがいえる、と考えるのが正しいだろう。

(2) ビタミンとタンパク質

ビタミンがなければ活性不能

私はメガビタミン主義者である。大量ビタミン主義者の意味だ。そこであるいは、タンパク質とビタミンと、どちらにウェイトを置くのか、という疑問が出てくるかもしれない。結論をいえば、私のメガビタミン主義は、メガタンパク主義の上に立っている。タンパク質は、「プロテイン」という名の通り、第一義の栄養素で、これの無視は許されない。

血色素ヘモグロビンのペプチド鎖に結合して、酸素を捕捉する役割を負う鉄化合物ヘムについて、すでに2ヵ所で扱っておいた。この物質は、アミノ酸グリシンから出発して、まずデルタALAになり、次にポルホビリノーゲンになる。このヘム合成代謝の各段階には、酵素が登場する。酵素なしには、グリシンはデルタALAになることができないのである。

ヘム合成代謝の第一段階は、グリシンからデルタALAへの変身である。ここに登場する酵素は、デルタALA合成酵素であって、これの一次構造は親譲りのDNAにちゃんと書いてある。この酵素も、タンパク質なので、食物としてタンパク質を摂っていれば、一応はその材料が用意されている。従って、デルタALA合成酵素ができるかできないか、を心配するのは無用に近い。

では、デルタＡＬＡ合成酵素さえあれば、グリシンは間違いなしにデルタＡＬＡになるかというと、そうではない。ビタミンB_6がなければ、ゴーサインは出ないのだ。

何とかして、すでにデルタＡＬＡができていたとしよう。そして、親に教わった設計図に従って、ポルホビリノーゲン合成酵素も作れたとしよう。この酵素の役目は、２分子のデルタＡＬＡを結合させることだ。ここで、間違いなしにポルホビリノーゲンが作れるかどうかというと、そうではない。ビタミンＣがなければ、駄目なのだ。

第三段以下の話はややこしくなるのでやめにするが、要するに、ビタミンB_6、ビタミンＣがなしでは、どんな工夫や努力があっても、ヘムは絶対に合成できない。これではヘモグロビンの合成もできず、貧血ということになる。貧血の患者に鉄剤を、という話はよくあるが、鉄がいくらあっても、タンパク質がなかったらどうにもならないのだ。

ＤＮＡは、確かに酵素の製法を知っている。我々は、必要に応じて、それを利用して酵素タンパクを作ることができる。しかし、一般に、酵素タンパクは、それだけでは酵素活性を持たない。ビタミンなどと結合して、初めて酵素活性を現すのだ。

主酵素と補酵素

大部分の酵素は、「タンパク部分」と「非タンパク部分」とを持っている。前者を「主酵素」といい、後者を「補酵素または補因子」という。

ＤＮＡが心得ているのは、主酵素の製法であって、補酵素については製法を知らないのが普通だ。そこで我々は酵素反応が出てくるたびに、補酵素の心配をしなければならなくなる。

補酵素の主なものはビタミンであり、次はミネラルである。ミネラルとは、もともと栄養物質を燃やした時、後に残る灰の成分を指している。無機質、灰分などと、これを呼んでも良い。ナトリウム、カリウム、セレン、クロム、鉄、亜鉛、銅、カルシウム、マグネシウム、ヨードなどがこれである。

ビタミンもミネラルも、体内では作れない。通念として、これは食物に仰ぐことになっている。そこで、農薬やビニール栽培のために、野菜の含むビタミンの量が、昔のものの16％にまで低下した事実、庖丁や料理用ナイフにステンレススチールが使われるようになったために、料理によって食物に溶け込む鉄の量が低下した事実、食用塩としてイオン塩が使われるようになったために、天然塩に含まれていて自然に口に入ったヨードやカリウムが摂取しにくくなった事実などを視野の外に置いてはならない。

代謝というものは、原則として一刻も休みなく進行するものであるから、補酵素の供給も休止はできないわけである。メガビタミン主義の立脚点の一つは、ここに存在する。

なお、補酵素の中には、代謝の中間生成物もある。これは自動的に作られるから便利であるが、それだけに、健康管理上の問題として取り上げる必要のない代物だ。

さて、主酵素と補酵素とは、分子レベルだと、どういう関係にあるのだろうか。デルタA

図⑦　酵素の形成と基質

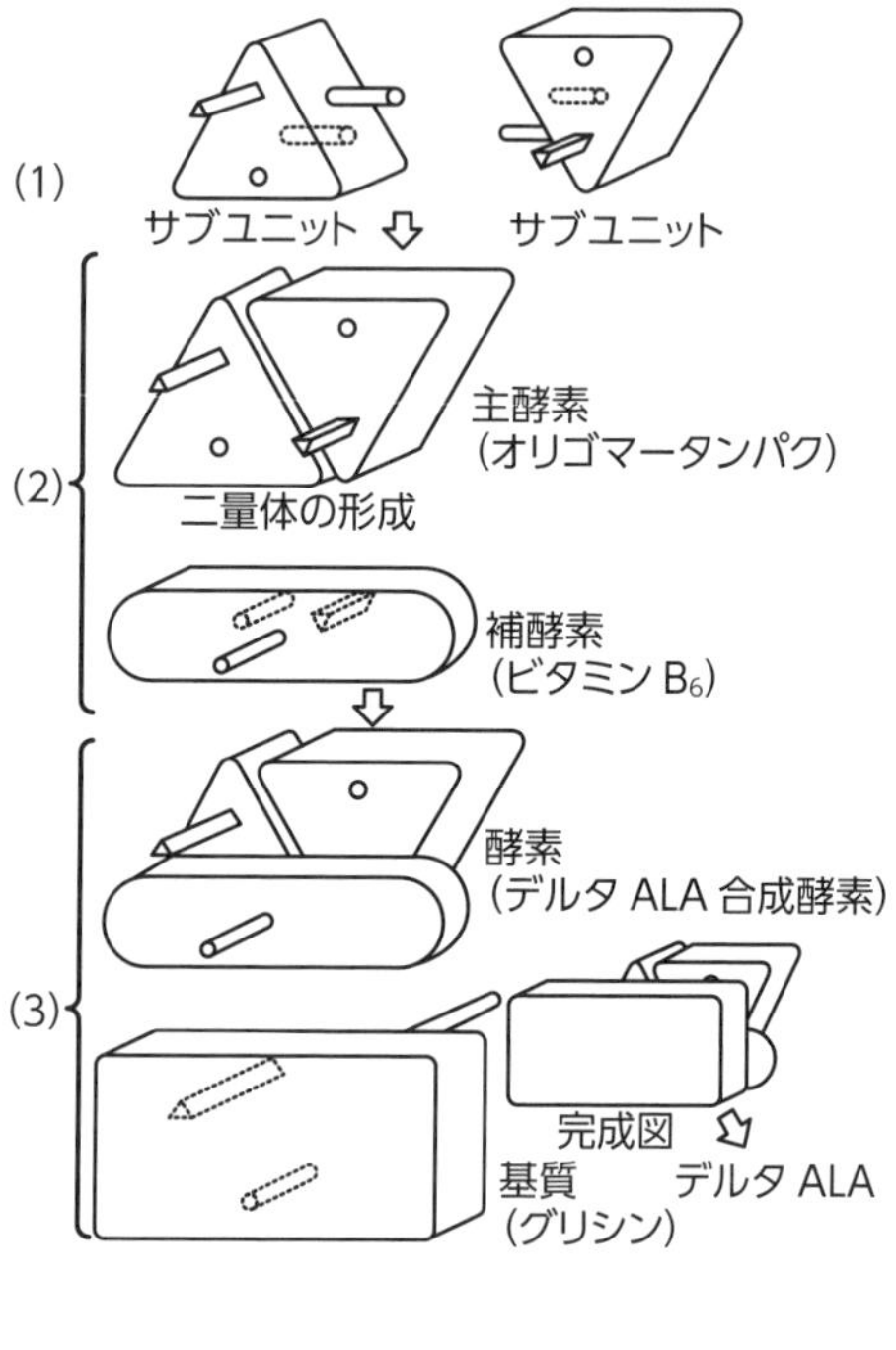

ＬＡ合成酵素の話が出たから、これを例に取ることにしよう。この酵素も四次構造を作っているはずだが、そのオリゴマーの形について、私は知らない。仮にそれを二量体としておこう。これは、二つの球状タンパクが、互いの結合力によって結合していることを意味する。そして、この二量体が、主酵素の実体である。

この二量体にも、まだ結合点が残っている。その結合点に補酵素が結合して、補酵素に特有な結合点を新たに提供する。そこで、二量体の持つ結合点と、補酵素の提供する結合点とが協同して、基質の結合点と結合することになるのであろう。前ページの図⑦は、この過程を模式的に表したものであって、図の通りのことが実際にあるわけではない。

この図を見ると、サブユニットがオリゴマーを作ることの意義が分かるだろう。また、補酵素のビタミンの役割も分かるだろう。

すでに述べたように、アロステリック酵素では、三次構造が条件によって変形する。図⑦の⑵でいえば、この時結合点の位置が変わるから、補酵素との結合ができなくなる場合もあるだろう。また、補酵素との結合がうまくいっても、基質との結合ができなくなる場合もあるだろう。

タンパク足りて体質を知る

分子生物学の最高峰ライナス・ポーリングは、『さらば風邪薬』（1971年）の中で、風邪を防ぐために必要なビタミンCの一日量には個体差があり、最低を250ミリグラム、最高を10グラムとしている。風邪の引き金を引くのがウイルスであり、人体がウイルスに対抗する手段がインターフェロンであるとすれば、インターフェロン合成酵素に対して補酵素の役割を演じるビタミンCがものをいうのは当然としても、その量に個体差のあることは、別の問題を提供する。そして、ここに〝体質〟の実体を見ようとするのが、私の意見である。

120ページの図⑦を、インターフェロン合成酵素の場合に当てはめてみよう。この図でオリゴマーが二量体になっているが、これは何量体でも構わない。⑵から⑶への移行のためには、主酵素と補酵素との結合が必要である。その結合が、極めてスムーズにいく人と、いかない人とがある、と私は考える。

実際の酵素の場合、一方から棒が出ていて、相手に適合する孔がある、とにかく、両者の空間的配置が正確に対応していれば、スムーズな結合が実現するはずだ。そして、もしここに多少のズレがあれば、結合に骨が折れる。

結合する分子同士の結合点の空間的配置の一致がなければ、結合は実現しないはずである。ところで、一般にタンパク分子は熱運動によって、微細な変形を繰り返している。従って、結合点は細かく振動している。結合点の間に多少のズレがあっても、そのズレが解消する瞬間があって良いはずだ。この一致の確率は、ズレが大きいほど小さくなる。この確率を大きくしないと、結合がなかなか実現しない。そのためには補酵素の濃度を高めれば良いわけだ。そのようなことを考えて、私は、主酵素と補酵素との親和力を「確率的親和力」と命名した。

ビタミンCの一日必要量が10グラムの人は、大量摂取を心掛けない限り、ビタミンCが不足するから、風邪を引きやすい。これを、風邪を引きやすい〝体質〟として捉えることにするわけだ。この人は、毎日10グラムのビタミンCを摂る習慣を付けた時、風邪を引きやすい体質から脱出したことになる。体質の弱点は、多くの場合、ビタミンの補給によってカバーできる、というのが私の意見であり、体質とはすべてそのようなもの、と私は仮定する。

当然のことであるが、この体質論は、タンパク質に不足がないことを前提として成立する。ポーリングはアメリカ人であるから、彼の実験対象となった人たちは、多分、十分なタンパク質を摂っていたことであろう。万一タンパク質が不足していれば、酵素の材料もインターフェロンの材料も間に合わないので、ビタミンCがいくらあっても、ウイルスに強いはずがないではないか。

結合点の配置から、インターフェロン合成酵素とビタミンCとの親和力がゼロの人がいたとしよう。この人はウイルスに極端に弱い、特異体質というべきである。これが、インターフェロンでなくデルタALAの場合ならば、その特異体質の持ち主は生まれてこない。

ところで、球状タンパクにおける結合点の空間的配置は、三次構造で決まる。糸くずの丸まり具合で決まる。というのは、結合点を作るのは球の表面にできたアミノ酸だからである。三次構造を決める基は一次構造なのだから、体質の個体差は、一次構造の個体差からくる、と考えるべきだ。するとそれは、アミノ酸の順序の違いになるから、結局、ＤＮＡの問題に帰着する。従って、体質には親譲りの要素があって良いことになる。突然変異によって、親と違った遺伝情報を持つことで、ウイルスに対する抵抗力が両親と違う子がいても、不合理ではないのである。

素質という概念も、体質の中に入れて良い。素質といえば、脳の機能に結び付けられるが、これを脳の体質とすれば、話は単純になる。脳の代謝に登場する諸々の酵素のうち、補酵素との親和力の低いものが一つでもあれば、対応策を取らない限り、その人は、頭が悪いと言われるだろう。

私の体質論、素質論でいけば、タンパク質の不足は、体質や素質を踏みにじるものであって、前提の崩壊だ。「衣食足りて礼節を知る」という古語があるが、「タンパク足りて体質を知る」と言いたい気持ちである。

(3)　ホルモンとタンパク質

細胞には〝個性〟がある

　分子生物学では、分子特にDNAの挙動に着目するが、我々は、分子の組織体である〝細胞〟を度外視する態度を取らない。そうなると、リボゾーム、小胞体、核などの細胞内小器官に対する探究を怠るわけにいかない一方、細胞を包む膜に対しても、探求の手を緩めない。細胞膜の構造について、我々の知見はまだ浅いが、その片鱗は捉えられている。

　まず、細胞を包む膜がサンドイッチ構造をしていること、この膜がリボゾームや小胞体や核やミトコンドリアなどの細胞内小器官を包む膜と同じものであることなどが分かってきた。この膜を、単位膜、生体膜などと呼ぶのは、それが細胞膜の独占ではないからである。細胞の成り立ちとして、膜が内側に複雑にたたみこまれて、さまざまな小器官を作った、という見方もある。体は、皮膚とか筋肉とか、脳とか神経とか、肝臓とか腎臓とか、多くの臓器を持っている。それぞれの臓器もまた分化して、いろいろな組織に分かれている。そして、各組織は、その組織の機能を特徴づける細胞によって組み立てられている。組織毎に、細胞の個性がある、ということだ。

図⑧　細胞膜の構造

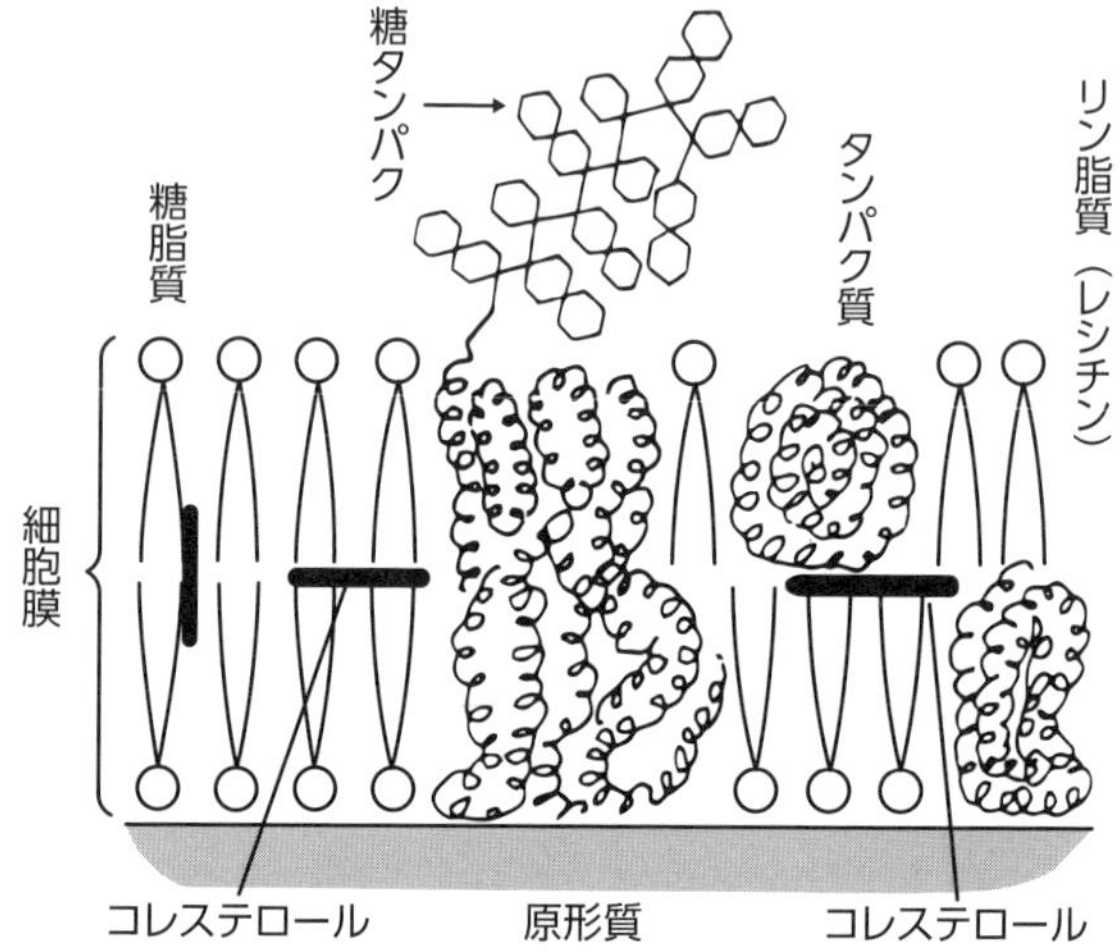

副腎皮質刺激ホルモンの標的

「脳下垂体」という名の小さな内分泌器官が、脳の中心部で大脳から垂れ下がっている。ここから分泌されるホルモンはいろいろあって、副腎皮質刺激ホルモン、甲状腺刺激ホルモン、性腺刺激ホルモン、乳腺刺激ホルモン、メラノサイト刺激ホルモンなどがその例である。1グラムの重さもない小器官から、こんなに多くの物質が分泌されるのも驚異といえば驚異だが、各種ホルモンが、それぞれ行き先を心得ているのは、どうしてだろうか。

ホルモンと総称される物質は、大きく分けて2種になる。

一つはタンパク質もしくはペプチドであって、これを、タンパクホルモン、ペプチドホルモン、などという。アミン型ホルモンは、これから誘導されたものである。

もう一つはリポイドであって、リポイドホルモン、ステロイドホルモンなどという。

タンパクホルモンの例はインシュリン、リポイドホルモンの例はコーチゾンである。コーチゾンは投薬用ホルモンとしてあまりにも有名なために、ステロイドホルモンの代表として、ステロイドといえばコーチゾンを指すような習慣が、すでに定着してしまっている。リポイドという言葉は、第2章に書いておいた。

すべてホルモンは、内分泌器官から分泌されて血中に溶け込む。そして、全身を巡っているうちに標的器官にたどり着くことになる。脳下垂体前葉ホルモンのうちには、成長ホルモンのような、標的器官を特に持たないホルモンもあるが、これは例外である。

副腎皮質刺激ホルモンの標的器官は副腎皮質である。ということは、副腎皮質を作る細胞は、副腎皮質の〝顔〟をしているということのはずだ。このホルモンは、その〝顔〟を識別して、そこに落ちつくことになる。このことは同時に、このホルモンが血液に運ばれて戸別訪問した細胞の中に、副腎皮質ホルモンの〝顔〟をしたものは、他になかったことを意味する。この顔を「レセプター」(受容体)という。

〝顔〟といったのは、細胞膜の表面の様子のことだ。全身のそれぞれの組織の細胞は、膜の表面の様子に特徴を持っているのである。前述した〝細胞の個性〟には、このような要素が含まれている。組織毎に細胞の〝顔〟が決まっているとすれば、特定の臓器の特定の組織がホルモンの標的になっても、不思議はない。標的器官の細胞には受容体がつきものである。

そこで次に、細胞の〝顔〟は何で描かれているか、が問題になる。

細胞膜が生体膜とも呼ばれ、サンドイッチ構造であることは、すべに述べたところだが、サンドイッチのパンの層に当たる部分はタンパク質であり、ハムの層に当たる部分はリポイド、特にリン脂質である。従って、細胞膜の表面に出ているのは、タンパク質またはタンパク質に多糖体の付いた糖タンパクということになる。そのタンパク質あるいは糖タンパクに個性があるのだ。タンパク質の個性といえば、その分子構造だということは、もうお分かりだろう。

図⑨　細胞の顔

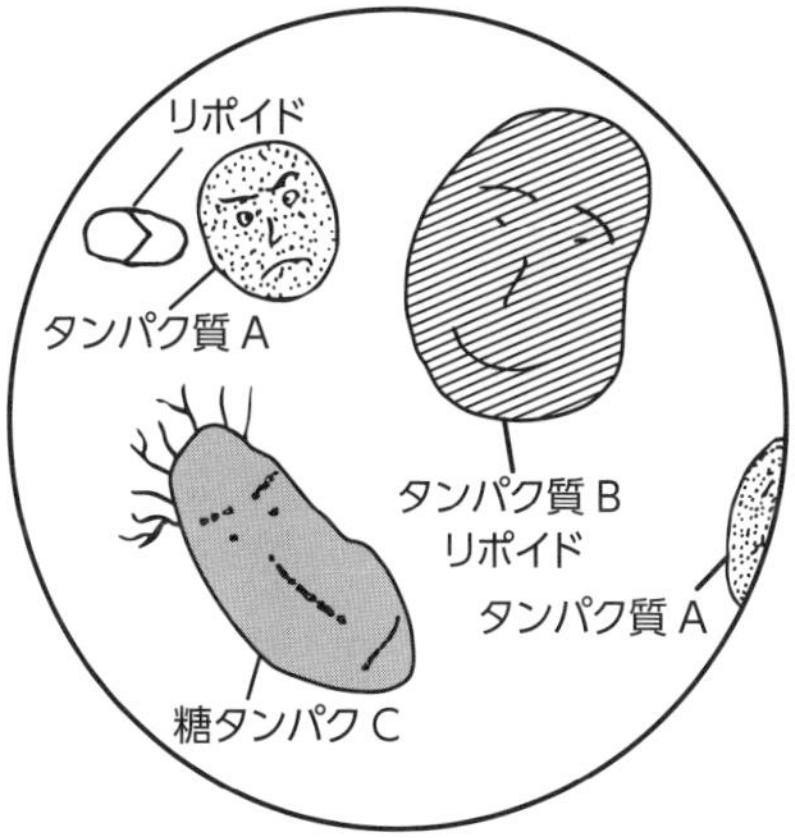

タンパク質の一次構造に関する情報はＤＮＡに収まっている。従って、その情報に読み取りミスがなければ、副腎皮質特有な〝顔〟がそこにできる。下垂体を出発した副腎皮質刺激ホルモンは、まごつかずに標的細胞にたどり着くはずだ。

ミスリーディングによる突然変異

ところで、遺伝情報の読み取りミス、つまりミスリーディングは、10億回に1回の割合で起こる、と推算されているので、たまには違った〝顔〟の細胞が紛れ込むことを「DNAのミスリーディングによる突然変異」という。

〝顔〟ぐらい違っても問題はない、と甘く見る人がいるかもしれない。だが、これはやっかいなことになる。そこに、副腎皮質刺激ホルモンがこないだけのこともあろう。それだけですめば、事は簡単だ。しかし、それだけではすまないこともある。

というのは、〝顔〟を作るタンパク質は、そこで大人しくしているタンパク質ではなく、酵素活性を持ち酵素タンパクとして、その細胞に与えられた代謝に参加している。その代謝がおかしくなると、何が始まるか、分からないではないか。

このような事件は、ミスリーディングによっても起き、放射線や紫外線によっても、発ガン物質によっても起きる。いわば、ありふれた事件なのでそれに対する防衛手段を備えておくのが、生体の大原則である。

あまり下等な動物は別だが、高等動物になると「免疫」というシステムを持っている。免疫の最大の目的は、どこからともなく、予想もできないところから発生する突然変異に対する防衛だ、といわれる。

この説の提唱者は、近代免疫学の開祖として最高の栄誉に輝くバーネットである。免疫活動の旗手は、リンパ球や抗体であり、前者は白血球の仲間、後者はタンパク質である。バーネットは「免疫機構は変異細胞に対する監視機構である」とする。

貴重な免疫監視機構

免疫機構の対象になるのは〝非自己〟である。体を作る正常な細胞が、すべて〝自己〟であることはいうまでもない。自己細胞はいわば顔見知りの細胞である。ホルモンの標的としての条件も、完全に備わっている。

さっきは副腎皮質細胞について語った。そして、ここに変わった〝顔〟が紛れ込んだ時、監視機構が完全ならば、これは排除されるだろう。

事実、ガン細胞が現れたような時、この機構が働くのである。

このような場面がテレビで紹介されたことがある。血液中にガン細胞があると、多くのリンパ球が一斉にこれを追跡する。そして、次々にガン細胞に突入し、ついにこれをパンクさせてしまう。リンパ球は、ガン細胞に比べてはるかに小さいので、かなりの数が攻撃をしかけないと、パンクまではいかないようだ。

すなわち〝非自己〟と〝顔〟に書いてある細胞が監視機構の網にかかる現象は、監視機構が完全に機能する限りにおいて期待できる、とバーネットは信じている。
ガンは乳児や幼児に意外に多いが、これは免疫監視機構が十分に成熟していないためであり、老人にガンが多いのは、免疫監視機構の機能が低下したことによる、とバーネットは考える。

臓器移植には、他人の臓器であり非自己であることから、免疫抑制剤の投与がなければ、移植臓器が拒絶反応によって破壊されてしまう。こういうわけで、臓器移植を受けた人は、免疫監視機構の機能低下が避けられない。このような人が発ガンする確率は異常に高いが、バーネットは、この種の現象を、自説の正当化のために援用している。

副腎皮質という内分泌器官は腎臓の上部にあり、重さ10グラムにすぎないものであるが、皮質と髄質とに分かれ、前者はさらに三層に分かれている。副腎皮質ホルモンはここで合成されるわけだが、それは46種を越える。これがそれぞれ別の細胞の受け持ちのはずだから、ここだけでも46の〝顔〟がなければならないことになる。

さらに、細胞の〝顔〟は、一つのタンパク質だけで描かれているのではない。何種類かのタンパク質が使われているのが普通だ。これらのことを総合すると、細胞の〝顔〟の多様性、相互のデリケートな差異など、監視の難しさは想像にかたくない。

自己免疫病とその対策

前に、自己免疫病の場合をあげた。この病気は、その名の通り、自己が監視機構によって攻撃されるものだ。

従って、監視機構の不完全がまず疑われる。そこで、この機構の主役を務めるリンパ球に、問題の焦点を当てる必要がある。そこではまず、リンパ球産生の条件が問われて良い。

リンパ球の産生は、脾臓、扁桃腺、リンパ節などの、いわゆるリンパ組織での細胞分裂によって実現する。従って、細胞分裂能の有無が、重要な鍵を握ることになる。

そこで、「ヘイフリックの限界」という名の、細胞分裂の打ち止めの限界がクローズアップされる。

パッカーはこの限界が鉄の壁ではなく、推し進められる性質のもので、それを可能にするのがビタミンEであることを実験的に突き止めた。バーネットに言わせれば、ヘイフリックの限界のきた時がガン年齢であり、前死年齢である。同時に自己免疫病年齢でもあるだろう。

生命の本質からすれば、細胞の〝顔〟は、毎日のように描き替えられ、タンパク質の供給が不十分であれば、絵具の不足した油絵のようにカンバスの生地が出て、顔の特徴が再現できない場合もあり得る。もし、そんなことがあれば、その細胞は非自己として抹殺されるはずだ。

第1章に引例した全身性エリテマトーデスの患者は、まだヘイフリックの限界年齢ではないだろう。タンパク質不足となれば、〝非自己〟の〝顔〟がたくさんできるはずである。それを高タンパク食が救った可能性あり、とするのが私の見解である。

自己免疫病については、全身性のものと、局所性のものとがある。前者に属するものは、エリテマトーデスの他、慢性関節リューマチ、皮膚筋炎、脈無病（高安病）などであり、後者に属するものは、バセドー病、アジソン病、多発性硬化症、橋本病などである。

バセドー病は甲状腺機能の亢進する病気であるが、この患者の血液には、甲状腺に対する抗体が発見される。甲状腺の細胞の〝顔〟が変われば、これは当然、という見方もあって良いのではあるまいか。橋本病も甲状腺の自己免疫病であるが、これについても、同様の見解があり得るだろう。

アジソン病は、副腎皮質の大部分が破壊された時に起こる病気である。これも、副腎皮質細胞を抗原とする抗体が現れた結果、と見る余地がありそうである。

細胞の〝顔〟によって自己免疫病の病理を説明する論理が許されるならば、ここでも高タンパク食を評価せざるを得なくなる。

5　ストレスも、風邪も、肥満も追放

（1）ストレス対策

ストレスの三段階

セリエがストレス説を発表したのは１９４４年のことであった。ストレスの概念が広く社会に滲透したのは、この学説に、万人を引き付ける魅力があったために違いあるまい。

セリエの発見は意外なところから始まった。彼は、卵巣や胎盤の抽出液をラットに注射してみたのである。すると、実験動物たちは、意外なほど弱ってきた。これは、卵巣ホルモンの注射とは全く違ったのである。解剖してみると、副腎の肥大、胸腺などリンパ系の萎縮、胃や十二指腸の潰瘍、血液諸因子の異常が見つかった。

これらの現象が、他の臓器の抽出液や、ホルマリンを注射しても、ひどい寒さやひどい暑さにあわせても、あるいは回転ケージで疲労させても、同じように現れることを、セリエは発見したのである。

ここで知られたことは、苦痛や化学物質など、外から加わった刺激があれば、その性質と無関係に、同じ性質の病変が起こる、という事実である。その当時の医学では、特定の病気には、特定の原因があるとしていた。それが覆ったわけである。

セリエは、このような病変をストレスとし、その原因をストレッサーとした。そして、ストレッサーが加わった時に起こる生体の反応を、三つの段階に分け、第一期を警告期、第二期を抵抗期、第三期を消耗期とした。

第一期では、体温低下、白血球減少、血液濃縮、アチドーシスなどが起こる。それが致命的になることもあるが、そうでなければ、生体は、血圧、体温、血糖値などを高めてこれに抵抗する。この抵抗期には、警告期に見られた異変は解消し、すべては正常に戻っている。この段階で、本人は特に体調の低下を自覚することなく、日常活動を平気で続行する。いわゆる「無理」が、ここで蓄積される。さらにストレッサーが持続すると、無理が限界を超えた時抵抗期は終わり、前述の病変が現れ、ついには死が訪れる。

我々の脳には、腔腸動物あたりから引き継いだ網状の神経系がある。これを網様体賦活系というが、この神経系は、イソギンチャクの触手が、どれか1本にものが触れれば一斉に動き出すような性質の単純さを特徴とする。ストレッサーがくると、この網様体が賦活され、ノルアドレナリンという名の神経ホルモンを分泌し、これを受けて副腎髄質はアドレナリンを分泌する。

これらのホルモンは血液に運ばれ、全身を巡って覚醒レベルを上げる一方、脳下垂体を刺激して、副腎皮質刺激ホルモンを作らせる。そこで副腎皮質は、コーチゾンに代表されるホルモンを分泌し、これによって、警告期に生じた異変を鎮める。

ストレッサーが攻撃の手を緩めない場合、副腎皮質はついにバテる。そして、副腎皮質の肥大、胃の出血など、一連の病変が生じて、消耗期の病状を表してくる。

ストレスに妙薬はないが……

現代人、特に都市生活者において、ストレスが大きい。解剖所見でも、都市生活者の副腎が、農村生活者のそれより大きいことが報告されている。

ストレス患者には、コーチゾンを投与するのが合理的のはずであるが、これは副作用の大きいことが欠点である。そこで、精神安定剤がしばしば与えられるが、これにも問題がある。結局、ストレスに薬はない、というのが正直なところだろう。

平均寿命の統計を見ると、女性の方が男性より長生きするのは、世界的な傾向である。

これは、副腎機能において、女性が男性に勝るからだ、と説明する人がいる。女性は分娩の際、大きなストレッサーに出会う。これに対抗する必要上、女性の副腎は強くなっているというのだ。坊さんにも長生きする人が多い。それは、煩悩という名のストレッサーを離脱することができるためであろう。

ストレスに強くなることは、多くの人にとって健康維持の条件となる。そのために、信仰の道に入って、ストレッサーを跳ね除ける以外に名案がなければ、俗人は助からないではないか。神経質だといわれる人がいる。これは、神経がピリピリした人、という通俗的な解釈もできるだろうが、ストレッサーを増幅する傾向のある人ともいえよう。常識からすると、そのような人は痩せている。これには理由があるのだ。

我々はすでに、ストレスに生体の抵抗する手段が、コーチゾンを代表する副腎皮質ホルモンであることを知っている。このホルモンの作用として、タンパク質や脂肪をブドウ糖に変えるという、物騒な働きがある。コーチゾンを服用していると、手足が痩せ、顔が丸くなるなど、いわゆる「クッシング症候群」を表してくる。これは、副腎皮質に腫瘍ができたりして、その機能が亢進して起こるクッシング病の症候群である。

コーチゾンによって手足が痩せるのは、その筋肉や皮下脂肪が、分解してブドウ糖になった結果にほかならない。ストレスの抵抗期に血糖値の上昇があるのは、まさにそのためである。今日、都市生活者に糖尿病が増えつつあるが、ここにストレスが一枚噛んでいる疑いは、十分であろう。

ストレスそのものはともかく、副腎皮質ホルモンによるタンパク質の分解には、一つの対策がある。それは高タンパク食を摂ることだ。

タンパク質が十分に補給されれば、コーチゾンは、筋肉や骨や皮下脂肪などを狙わずに、血中にあるアミノ酸やタンパク質を生贄にするだろう。それを怠れば、人体という構造物は、根底から揺さぶりをかけられる。神経質な人が病弱に傾くのは、慢性低タンパクのせいと考えてよかろう。

ストレスに負けぬ栄養作戦

ストレスがある時、我々は抵抗期で踏みこたえ、消耗期の到来を防がなければならない。それにはまず、平素からたまにはストレッサーを進んで受け入れ、抵抗の訓練に励むことだ。ただしそれには栄養的な条件がある。

無論、第一条件は高タンパク食だ。そして第二条件は、ビタミンCの摂取である。副腎皮質がホルモンを合成する時、補酵素としてビタミンCが要求されるのだ。そしてまた、第三の条件は、ビタミンEの補給である。ビタミンCほど大量ではないが、ビタミンEも要求されるのだ。

乱暴な話に聞こえるかもしれないが、タンパク質と、ビタミンCと、ビタミンEとがあれば、ストレッサーは、思ったほど怖くはない。無論、ストレッサーが強烈であればあるほど、これらの必要量は増大するはずである。そういうものに、医師の処方箋はないのだから、各自が経験的にそれを掴む心掛けが大切だろう。

第1章に、手術、骨折、やけどなどの際に、大量のタンパク質が必要になることを述べた。その必要性は、血液をも含めて失われた組織の回復の素材としてだけではなく、ストレスからもきている。

『食品栄養学』（1975年）の中で小柳達男氏は、タンパク質の損失が、大腿骨の骨折の場合は800グラム、大やけどの場合は1キログラムから1・25キログラムに上るという。標準状態においてタンパク質を必要なだけ摂っていた人が大腿骨を骨折した時、タンパク質を従来より余計に摂らなくてはならなくなる。大ざっぱな試算ではあるが、一日量を20グラム増やしたとすれば、800グラムのタンパク質の補給に40日かかる。一日量を40グラム増やせば、20日でこれが賄える。要するに、タンパク質の摂取量を多くすれば、回復までの日数が短縮される。この時、ビタミンC、ビタミンEについても、特別な配慮がいるわけだ。

現代はストレッサーの洪水である。それは主として精神的なものであるが、公害からくるものも馬鹿にできない。空港や主要幹線道路あたりの住民にストレス病の性格の公害病の多いことを考えただけでも、これは明らかである。

この現代の特徴を踏まえた時、我々は、互いにストレスに追い打ちをかける言動を慎むことを、美徳の一つとしなければならないことに気付く。相手の体調が悪い時に厳しい非難の言葉を浴びせることがないよう心掛ける、などがその例である。タンパク質を主とするご馳走に、ビタミンCでも添えての上なら、罪はいくぶん軽くなるだろうが。

（2） インフルエンザ対策

『さらば風邪薬』日本版

風邪はインフルエンザであってもなくても、ウイルスによる感染症である。

そのウイルスも種類が多く、インフルエンザ以外にもいくつかの型がある。アデノウイルス、コクサッキーウイルス、ライノウイルス、レオウイルスなどである。ウイルスによって細胞が破壊されると、そこを根拠地として、細菌や原虫の活動が開始され、各種各様のやっかいな症状を表してくる。近頃、マイコプラズマ原虫が風邪に乗じてくる例が多く見られるようになった。これは、不顕性感染に終わってしまう場合もあるが、上気道炎や肺炎を起こすのが普通である。対策としては、抗生物質しかないといわれる。

それはともかく、結核が防げて風邪が防げないという相違の実体は、細菌とウイルスとの相違に帰すべきかもしれない。細菌に対する生体の主たる自衛手段は抗体であり、ウイルスに対するそれはインターフェロンである。後者については、第4章に述べたところであった。

ポーリングの『さらば風邪薬』（1971年）には、一日5グラムのビタミンCを摂るようになって10年、それまでよく風邪を引いたのに、一度も風邪に見舞われなかった人の例が報告されている。また、最近のメディカル・トリビューンによると、一日1グラムのビタミンCを摂る習慣を付けた人は、風邪を引く回数が36％も減った、というデータがある。

これはビタミンCの話であるが、配合タンパクを食事に追加するようになってから、4年間ずっと風邪を引かないという人もいる。また、風邪気味の時にすぐ配合タンパクの量を増やせば、こじらすことはなくなった、と私に話した人もいる。

インターフェロンはタンパク質だといわれる。それは糖タンパクの形を取るが、これはこの場合、大きな問題ではない。とにかく、インターフェロンの主原料がタンパク質であることは確かである。従って、十分なタンパク質の摂取が、風邪の対策になり得ることは、間違いない。

アメリカ人の場合、高タンパク食を習慣としているだろうから、タンパク質の頭の上を越えて、ポーリングは、ビタミンCに焦点を合わせれば良かったのであろう。

我々日本人の場合、タンパク質の問題がある。アメリカ人に対しては、風邪薬と縁を切りたかったらビタミンCを、といえば良いが、日本人には、まずタンパク質不足を話してからビタミンCを持ち出すのが順序になってくる。

私も、家人も、親しい友人たちも高タンパク食を摂り、大量のビタミンCを摂っている。そのせいで、風邪引きの話を聞くことがめったにない。要するに、タンパク質とビタミンCとの摂取を心掛ければ、ウイルス感染症には格段に強くなれるのだ。

インターフェロンと鉛

インターフェロンについて、若干の解説を加えておこう。

これは、非特異的な抗ウイルス物質である。ということは、同じインターフェロンで、どんなウイルスにも対抗する、ということだ。

インターフェロン合成酵素の設計図を、我々は親から譲り受けている。タンパク質さえあれば、材料はあるし、合成酵素は作れるのだから、補酵素ビタミンCが十分量あれば良い、ということになる。

ところで、ウイルスには、RNAウイルスとDNAウイルスとの2種がある。前者はRNA分子が、後者はDNA分子が、それぞれに特有なタンパク質の衣を着ている。

ウイルスが細胞に侵入する時には、衣を脱ぎ捨てて、核酸だけになる。それが、その細胞から材料を集めて増殖し、リボゾームを利用して自分の衣を作る。こうなると、宿主細胞のリボゾームは自分の核から出てくるmRNAの指令を受けることをやめて、もっぱらウイルスのために作業をするようになる。そこで、その細胞は本来の機能を失い、溢れんばかりのウイルスを抱え、破裂して死んでしまうのだ。

もしもインターフェロンが健在ならば、リボゾームが頑張って、非自己を鑑別し、ウイルスを排除する。そして、そのリボゾームは、ウイルスに妨害されることなく、本来の作業を続けることができるのだという。

ここまでの話を間に受けると、ウイルス性の風邪引きを絶滅するなどは、いわゆる朝飯前のことになってくる。しかし、問題はいつでも簡単ではない。

現代のアメリカ人の体内に蓄積した鉛の量は、原始人の400倍に達するとあった。鉛の蓄積量が多くなると、風邪を引きやすい、という事実がある。鉛がインターフェロン合成を阻害するのかもしれないが、真相は不明だ。ひどい中毒患者になると、風邪を引きっ放しになる。鉛の排出のための治療を受けるまでの家内は、そうであった。私にもそういう時期が確かにあったが、中毒症状は別の形に変化した。

現代人に風邪引きが多いことと鉛とを切り離すことも、私にはできない。その鉛に対して高タンパク食がものをいう論理については、第8章に譲るとしよう。

リンパ球、「T細胞」、「B細胞」

我々は、細菌に対しては抗体という防衛手段を持っている。これもタンパク質であり、これを合成する酵素もタンパク質なのだから、低タンパク食が細菌に弱くなかったとしたら、科学の敗北だ。

抗体はインターフェロンと違って特異的である。ということは、結核菌に対抗する抗体は、結核菌専門で、他の細菌だと見向きもしないということだ。

生体に侵入した細菌その他が、防衛反応を呼び起こすことを「免疫応答」という。その時の侵入者を「抗原」と呼ぶが、抗体とは、抗原を攻撃する物質のことである。

抗体は抗原に働きかけてそれを溶解したり、あるいは抗原と結合してこれを不活化する。従って、抗体さえしっかりしていれば、細菌感染症は防げるわけだ。

普通の風邪は、ウイルス感染から細菌感染を合併して、混合感染へと移行するが、抗体は混合感染にストップをかけ、大事に至らずにすむわけだ。もし、どこかで抗体が成果を上げることができなければ、風邪も命を奪うところまで進行しないとは限らない。

免疫減少に関係するのは白血球の仲間の「リンパ球」である。

リンパ球には「T細胞」、「B細胞」の2種があって、TはTHYMUS（胸腺）の頭文字、BはBONE　MARROW（骨髄）の頭文字を取ったものだ。長い名前にすれば、T細胞は「胸腺由来細胞」、B細胞は「骨髄由来細胞」となる。T細胞は胸腺で、B細胞は骨髄で、いずれも細胞分裂によって生み出される。

免疫応答のために、2種類の細胞を必要とするのはなぜだろうか。

T細胞は抗原の情報を自らの中に刻み込んで、いわゆる感作された細胞となる。抗原に対応した情報を作るわけだ。そして、この感作されたT細胞が骨髄に辿り着き、そこに情報を伝える。すると、この抗原を攻撃する武器、すなわち抗体を製造する機能を備えたB細胞が

図⑩　ウイルス（Ｔ２ファージ）の感染

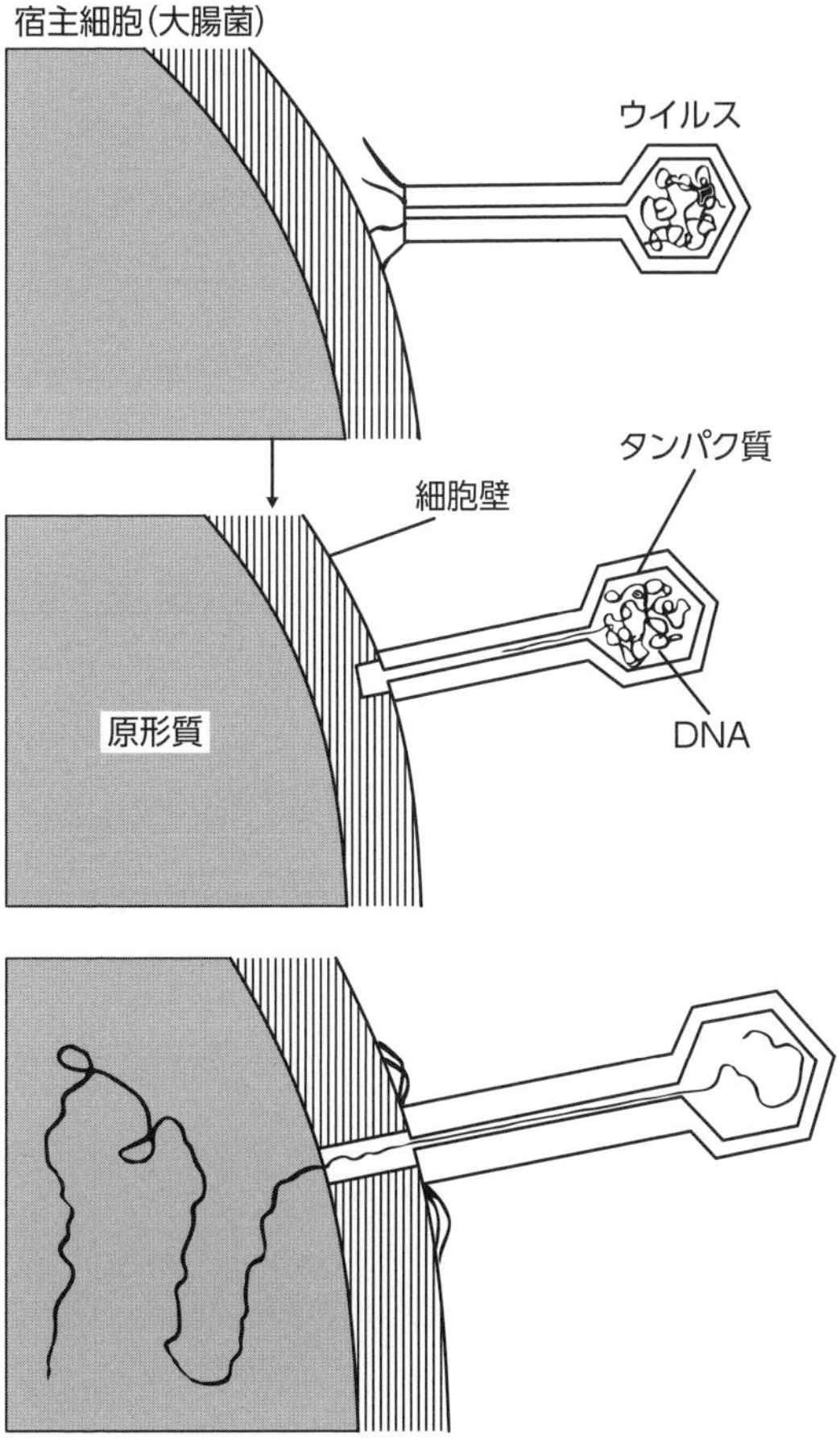

作り出される。B細胞は抗体産生細胞であるわけだ。

我々の体は、外敵に対していくつもの防衛手段を持っている。それがフルに活動するかどうかは、健康上の大問題である。そして、それを可能にする条件の筆頭がタンパク質であり、親の教えでもあったのだ。

(3) 肥満対策

肥満の影に栄養素欠乏症

太った人は、それを気にするものだ。無論、肥満は下肢の負担を増すばかりでなく、心臓の負担も増す。しかし、それで現実的な支障がなければ、心配はいらないはずである。問題は、スタイルだけ、ということになろう。

もっとも、中年を過ぎると、大部分の器官は退行に向かう。そして小さくなる。この退行によって、大きな問題を起こすのは膵臓だ。膵臓が小さくなると、必然的にインシュリンの分泌量が減る。その結果、血糖値が高くなりがちだ。

前に書いたように、ストレスも血糖値を上昇させる。中年を過ぎた人には、遺伝的な因子なしでも、糖尿病が発症しやすい。その上、都市生活者の体内に鉛の蓄積のあることはすでに書いておいた。鉛中毒も糖尿病に関連がある。私はその実例であるが、近所のE夫人もS女史も同病である。

これらを考え合わせると、中年過ぎての肥満は、避けるのが賢明ということになる。無論糖尿病は、太ったのが原因、などという単純な病気ではない。

ところで、肥満を気にする人が多い関係もあって、ジャーナリズムでも、絶えずこの問題を扱っている。9月21日（1976年）の朝日新聞に、「肥満のカゲに栄養素欠乏症」という見出しの記事が載った。それは、マニラで催された「栄養改善の指導者を教育するためのワークショップ」という名の会議の報告である。

そこに出席した和洋女子大坂本元子助教授の談話を引用してみよう。

「日本の場合はどうだろう。……もう栄養の問題はみな解決してしまったように見えるが、本当にそうなのだろうか。見掛け上は落ちついているようであるが、非常に不安定なバランスの上に立った状態で、1枚ベールを剥がせば、貧血や、予期せぬ時に脚気のような昔の病気を発見したり、肥満症を心配したり、開発途上国の持つ欠乏症から先進国の成人病まで、幅広い範囲の栄養問題が潜在しているのが現状である」

要するに、日本は食料の豊富な国に属するのだから、栄養不良などはないはず、というような短絡的思考が、こういう現状を生んだのである。

人間の体が、主としてタンパク質を材料として構築されているとすれば、肥満もまたタンパク質の問題と考えるのが筋であろう。

断食の苦労なしに痩せる方法

肥満を気にした6人の医学者がいた。所属は、スイスのジュネーブ大学臨床生化学研究所、カナダのトロント大学医学部などである。彼らは、自分自身を実験台として、痩せる方法の研究にかかった。

彼らはまず、痩せる方法として最も確実なのは断食である、という前提から出発した。ここから出発する限りにおいて、痩せる効果において断食に匹敵する方法の開発が目標となる。断食そのものは苦しいばかりでなく危険が多く、いくら効果が大きくても、科学者が採用する方法ではない。

彼らの研究は、断食の欠点から始まった。

それは少なくとも二つある。その第一は、同化がほとんどないのに、異化が依然として進行する、という点である。特に断食の初期において、貯蔵脂質の消費と共に、臓器のタンパク質の消費が亢進した。飢餓というストレッサーが、タンパク質の異化を促進したわけで、これは当然のことであろう。

この事実から彼らの立てた針は、脂肪の異化を阻害しないような方法で、タンパク質の損失をカバーする、ということであった。肥満という名の状態は、皮下脂肪過多の状態である。従って、脂肪の異化はここでの唯一の目的でなければならない。断食だと、この目的は達せられるには違いないが、タンパク質の損失によって、臓器に障害が起きる。これさえ回避できれば万々歳である。

断食の欠点の第2は、断食の初期に、水と電解質とが大量に失われるという事実である。電解質とは、水中でイオンに解離する物質ということで、その親玉は食塩である。断食の場合、水の補給を断つわけではないが、それにもかかわらず、水が失われるのである。断食をすれば体重の減少があるが、その最大の原因は水の喪失なのだ。

一方、タンパク質の喪失は、血清タンパクの減少と貧血とを招く。前者は低タンパク血症として知られるもので、浮腫を生じる。血液は、そのタンパク濃度を維持しようとして、水分を血管の外に出す。その結果として、組織が水膨れになって浮腫を表す一方、尿量が増して水分の喪失となるのである。

6人の医学者は、断食の欠点を消去しつつ、皮下脂肪を消費するプランを立てた。それは、糖質や脂質を制限し、一日に70グラムのタンパク質と、6グラムの食塩を摂ることである。実験中は、ホルモンのホメオスタシスに異常はないか、尿中窒素量が摂取窒素量を越えることはないか、血糖値に異常はないか、などの検査を怠らなかった。

そして、この方法が、断食特有のマイナス面を克服し得ることを知った。6人は何らの支障なく、平常通りの日常活動ができた。

重要なのはこの規定食事法の減量効果であるが、実験の前後の体重を比較すると、4・0

〜6・8％の減少を見ることができた。10日間の成績である。さらに減量を希望するならば、それを続行すれば良いだけのことだ。

彼らのいわゆる規定食で摂ったタンパク質の内容は、肉、魚、および配合タンパクである。摂取窒素量は11グラムになる。規定食には糖質も脂質も多少は含まれている。従って、カロリーは370になる。これはいわゆる基礎代謝の数値よりはるかに低い。不足分のカロリーは、皮下脂肪の燃焼によって得た、ということである。

この実験の結果で分かったことの中には、窒素の喪失量が断食の初期のレベルに達したのは、3日目と5日目の2回だということがあった。このストレスの波をやり過ごしてから正常食に戻るのが安全、という教訓が、ここにはあるだろう。

残念ながら、この研究を扱ったメディカル・トリビューンの記事には、実験者の体重のデータがない。そこで私は、体重1キログラムに付きタンパク質1グラム、食塩0・1グラムと、見当を付けてみた。この処方で試したところ、ある男子高校生の場合、1週間で5％の体重減少を見ることができた。

この規定食事法は、減量法として最も合理的といってよかろう。

肥満児も「規定食事法」を

発育盛りの子どもの場合、規定食が成長に悪影響を与えないかと恐れる人があるに違いない。これについての研究によれば、成長ホルモンの量は、完全な断食をしても一定に保たれ、成長阻害の心配がないことが突き止められている。

念のために申し添えるが、タンパク質50グラムを摂りたい時、50グラムの肉なり魚なり豆腐なりを食べれば良い、と考えては間違いである。

規定食事法を試みる場合、食品の選択に配慮がいる、ということだ。

私のいう「配合タンパク」は、脱脂した大豆、脱脂した牛乳などを、プロテインスコアが高くなるような比率で混合したもので、タンパク含有率が80％前後を下がることなく、プロテインスコアも１００に近い。一日50グラムのタンパク質を摂ろうとする時、配合タンパクならば60グラムですむ。カロリーも３００にはならない。

痩せる方法はいろいろあるが、どんな方法にせよ、３日経っても、４日経っても、さっぱり体重の減らないことがある。これは、脂肪が水になって、そのままそこにいるためだ。脂肪は脂肪球の形で皮膚内にある。これが、水の球に変わって居座るのだ。この水は、やがて抜けるから、早まって諦めてはいけない。

もっとも、肥満症といって、カロリー制限をしても、一向に体重の減らない病気がある。

これに対しては、ここに記した方法は効果を上げにくい。大腸の切りつめなどが必要になる。ただし、日本人に肥満症は少ない。

〝肥満児〟という名で呼びたくなるような子どもが増えているが、これは、毎食のタンパク質の比率が低いことからきている、と考えられる。これに対しては、まず、ここに紹介した規定食事法によって減量し、その後の食生活を改めるのが望ましい。

タンパク質の比率に着目する時、例えば牛乳を飲むに当たって、砂糖を加えれば比率が下がる、というような現象のあることを忘れてはならない。配合タンパクでは、高いプロテインスコアと共に、高いタンパク含有率が生命であって、選択の基準は、この2点と価格とに置かれる。

6　筋肉も骨も強化する

（1）筋肉の発達効果

増やせフィラメント数

モントリオールで１９７６年に開催されたオリンピックの舞台で、日本チームは不成績をきわめた。相対的なレコードを見ると、水泳などは数十年の昔に逆戻りしてしまった。すべてのスピード競技において、西欧諸国が大きく前進したのに対し、日本はあまり進歩しなかった、ということである。モントリオールの惨敗も、初めから見えていた。

実は、近年のスピード競技の記録の伸びは、猛訓練やシゴキの結果ではない。それは、いわば科学の勝利であったのだ。科学を尊重し、その知識を進んで取り入れるようになった時、日本の記録はもっと伸びるだろう。しかしその時、西欧の選手たちは、一歩も二歩も先まで進んでいるだろう。

スピード競技の記録は、無限に上昇する性質のものではない。科学を完全にこなした時、それは頭打ちになるだろう。西欧の記録が足踏みを始めた時、日本は後からそれに追いつく、という図式が想像できる。

ところで、私のいわんとするスポーツの科学は何か、を問われると、それはもっぱら栄養、の問題である。栄養とは「体を活動させる条件」にほかならない。これについての科学の進歩を無視すれば、十年一日の記録も、不思議はない。猛訓練やシゴキで科学に対抗するのは、戦争末期の軍の竹ヤリ精神に等しい。

本書で問題にする栄養素はタンパク質である。従ってここではタンパク質中心の理論を展開することになるが、スポーツにとって重要な栄養素はもう一つある。それは、ビタミンＥだ。今日、ビタミンＥを知らずしてスポーツを語るのは、とんでもない時代遅れであろう。これについては『ビタミンＥのすべて　三石巌全業績７』（本シリーズ３『ビタミンＥ健康法』）に詳しく書いたが、ここに要点をかいつまんでおく。

スポーツの主役は筋肉である。この筋肉が、瞬間的に発生する力を「瞬発力」という。多くのスポーツにおいて、瞬発力の大きいことは有利である。幅跳びでは脚の筋肉の瞬発力が、野球の投手では腕の筋肉の瞬発力が、決定的な意味を持つだろう。

瞬発力の大小は、一つには筋力の問題であり、一つには筋肉に発生するエネルギーの問題である。前者にはタンパク質が、後者にはビタミンＥが関わる。

生体が必要とするエネルギーは、ＡＴＰ（アデノシン三リン酸）から得られる。従って、ＡＴＰを何から作るかが問題になる。瞬間的に筋肉が収縮する時、ＡＴＰの原料はクレアチンリン酸である。そして、この物質を筋肉中に保持する役割を、ビタミンＥが負っている。ビタミンＥが十分に存在しない筋肉はクレアチンリン酸に逃げられる。このものは尿の中に捨てられてしまうのだ。

クレアチンリン酸がＡＴＰを作る代謝に酸素は必要がない。ところが、連続的に筋肉を活動させる時のＡＴＰは主として脂肪酸の酸化によって作られる。従って、スポーツのような過激な運動では、大量の酸素が要求される。

ところが、ビタミンＥが十分に存在しない場合、あるいはそれが他の用途に向けられた場合、呼吸によって取り入れた酸素の43％は、ＡＴＰ合成に利用されないのである。これを１００％まで上げることができれば、筋肉への酸素の供給は2倍近くに増加する。

これが、ビタミンＥのもう一つの効果である。

スポーツは、発達した筋肉に十分なビタミンＥが与えられた時、初めて格好が付く、と現代科学は主張する。

では、筋肉の発達とは何だろうか。

筋肉の構成を見ると、それは膜に繊維が包まれた形になっている。この筋繊維が太くなった時、筋肉は発達したといわれる。筋繊維は10本前後の筋原繊維の束であって、またその筋原繊維の中に「フィラメント」と呼ばれるタンパク繊維が並んでいる。フィラメントの数が増えれば筋原繊維も太くなり、筋繊維も太くなる。スポーツマンは、フィラメントの数を増やす努力が必要だ。それは、高タンパク食につながる。

図⑪　筋肉の構造

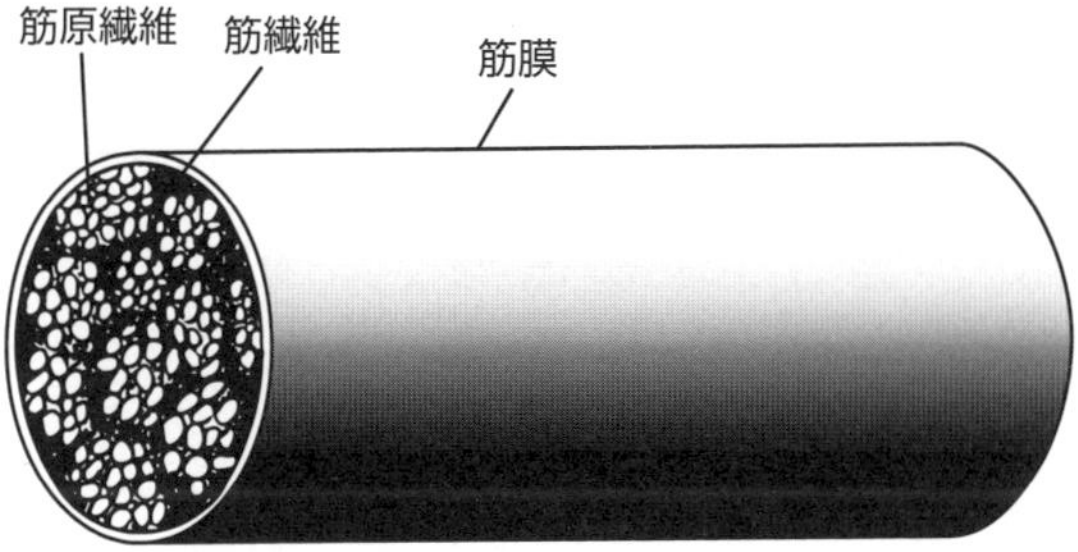

図⑫　筋原繊維の収縮

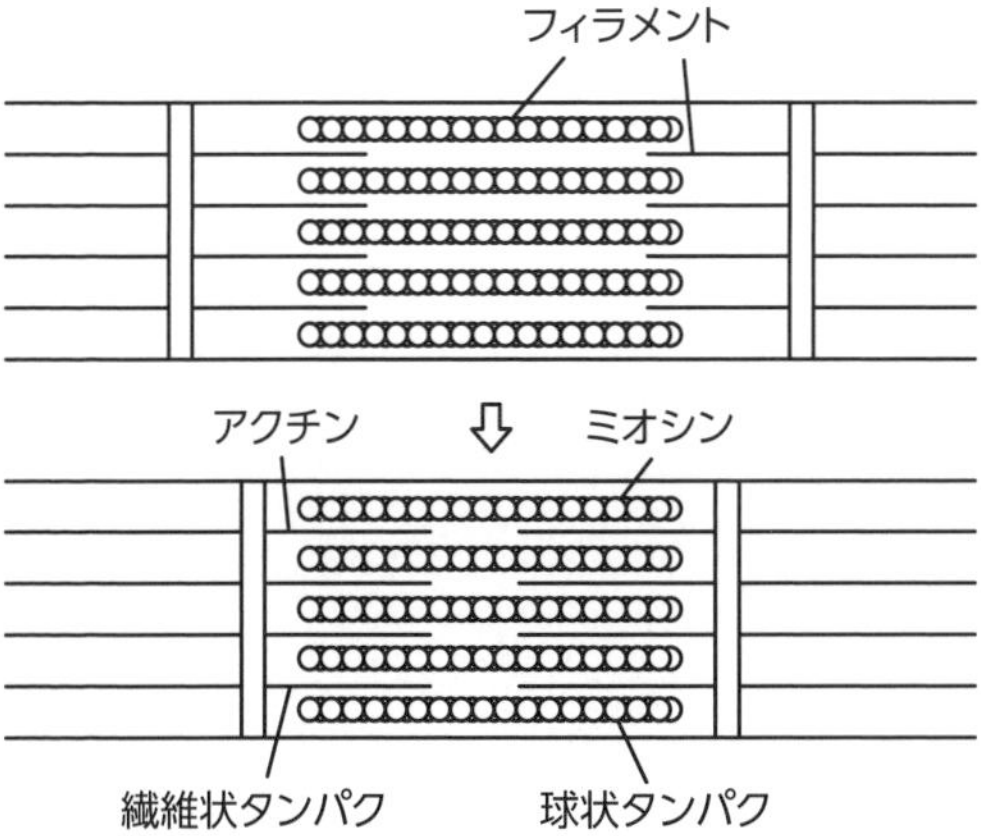

運動前に高タンパク食を

ラットを使った実験のデータがある。普通食でも高タンパク食でも、運動すれば筋肉が発達することが、それの重量の増加によってはっきり分かる。

運動の前でも後でも、高タンパク食にすれば、筋肉は発達する。そしてまた、運動前の高タンパク食が、最も有利である。しかもまた、筋肉1グラム当たりの発生する力は、運動前の高タンパク食によって、著しく大きくなる。運動がすんで2、3時間もすれば、高タンパク食のメリットが薄れることも、この表でよく分かる。

ここからスポーツ選手への教訓を引き出すとすれば、平常から高タンパク食を摂った上で、練習や本番の前には、さらにタンパク質を増量せよということだ。

スポーツは、シゴキというほどのことはなくても厳しさを持っている。これは必然的にストレッサーとなる。これの対策としてもタンパク質が必要になるはずだ。同時にビタミンC、ビタミンEも必要になることは、すでに書いた通りである。これらのことを十分に納得し、量的な計画を立ててこそ、スポーツに科学を取り入れたことになる。それを棚に上げてスポーツの振興を叫ぶのは、国際競技が頭にない精神主義者のすることだ。

表⑤　筋力と高タンパク食

食事計画	運動	腓腸筋重量／体重	筋力 (g) ／腓腸筋重量
普通食	なし	0.397	45.3
普通食	あり	0.471	71.1
運動前に 高タンパク食	あり	0.536	82.8
運動 30 分後に 高タンパク食	あり	0.500	75.9
運動 2 ～ 3 時間後に 高タンパク食	あり	0.480	71.8

ラットの実験より

6秒間の筋緊張持続

筋肉の発達にとって最も合理的な方法は、全力を込めた緊張を6秒間持続することである。筋原繊維には面白い性質があって、悉無律《しつむりつ》に従う。悉は〝ことごとく〟の意味であるから、この原理は、全力あるいは無、ということになる。英語では、これを「オール・オア・ナン・ロー」と呼ぶ。筋原繊維は、全力で緊張するか、たるんでいるかである。従って、ある筋繊維が全力の半分の力を要求された時、筋原繊維の半数は休んでいる。そして交代するわけだ。だから、全力の半分の力を出している筋肉では、常に半数交代が行われることになる。

そこで全力投球の場合であるが、全力を出し切ったつもりでも、全部の筋原繊維が緊張しているかどうか疑わしい。しかし、半数以上は緊張しているだろう。すると、交代要員は不足することになる。これは、生体として手落ちではないか。要求に応えられないような筋肉を持っていることを、生体は知ったことになる。それで、新たにフィラメントを作って、要求に応じようとかかる。これは、生体のフィードバック機構の一つといえよう。

6秒というのは、クレアチンリン酸がATPを合成することのできる時間の限度である。筋肉が十分に緊張している時、血管は圧迫されて血流を停滞させる。そこで、ATPの合成にもっぱらクレアチンリン酸が利用される。この時間を経過すると、無酸素状態では乳酸が蓄積するので、6秒間を限度とする。

なお、この作業はタンパク質の異化を促進する。それは、フィラメントの破壊を意味するのであるから、同化のためのタンパク質の要求がある。つまり、タンパク質を余計に摂れ、ということだ。

また、フィラメント数の増加した状態をもたらすのに二昼夜ほどかかるようである。従って、「アイソメトリック（等尺収縮）」または「アイソメトリックス」と呼ばれるこの作業は隔日にするのが良い。毎日やると、筋肉痛が起きるために、続かなくなることがある。

この作業には、エキスパンダーやブルワーカーなどの補助具を利用すれば便利である。

アイソメトリックス健康法の勧め

力士のような例外を別とすれば、下腹の出たスポーツマンは、まず見られない。これは、腹筋とも呼ばれる腹直筋が強いためである。

腹直筋でもどこの筋肉でも、使わなければ筋繊維が細くなる。使いもしない筋肉を持っていると同化のために余計なタンパク質を必要とし、そこに酸素や栄養を送るために、大量の血液を必要とする。生体はそんな無駄はしない。25歳を過ぎるころから、無駄を省く努力が始まる。その結果、筋肉も血管も細くなる。この傾向を加速するのは、低タンパク食である。

腹直筋が衰えて下腹の張りがなくなると、内臓を支える力が弱いから、それが下がってくる。腸の下垂は問題を起こさないが、胃の下垂は、みぞおちの痛みを起こしたりする。それも大したことはないが、この場合、下垂した臓器の保護のために皮下脂肪が厚みを増す。これが、下腹の出てくる理由である。

力士の場合、話は全然違う。彼らが取り組んで揉み合う時、呼吸を止めなければならない。その時間が長くなると、酸素の補給が困難になる。そこで筋肉はそれに順応して、酸素の蓄積能力を増やす。そこで、ヘムを持つタンパク質ミオグロビンを増やす。ミオグロビンはヘモグロビンから酸素を受け取って筋肉内に保持する。アンコ型の力士の筋肉は、どれもがミオグロビンを抱え込んでクジラの肉のように黒くなっている。素人とは話が違うのだ。

ところで、下腹が気になったら、腹直筋のアイソメトリックを実行し、タンパク質を増量することだ。

まず、椅子に腰をかけてテーブルに向かい、両肘をテーブルにつく。そして、全身を肘で持ち上げるような気持ちで、全力投球でテーブルを押す。これを6秒間持続し、8回ほど繰り返せば、1クールの終わりである。この方法で、ウエストが縮まることは、科学が保証するだろう。

この作業の時、腹直筋の緊張が感じられるはずだが、この要領でやれば、椅子やテーブルの利用で、たいていの筋肉の鍛錬ができる。興味のある方は工夫していただきたい。スポーツマンならば、そのための運動具を利用すべきだろう。

筋萎縮症にブレーキ

体液がアルカリ性であることが、多くの重要な酵素の活性にとって必要であることは、すでに述べたところである。そこでのカルシウムイオンの存在価値についても、諸氏は理解されたことであろう。

ところが、筋肉の収縮も、カルシウムイオンがあって初めて実現する。フィラメントの一つであるミオシンは、エネルギー発生のためにＡＴＰを分解する酵素となる。これの補酵素が、カルシウムということであろう。

なお、筋肉の病気として、筋萎縮症というのがある。

これは、手足の筋肉が、ほぼ左右対称に萎縮する病気であって、脊髄内の運動神経の変性の結果とされている。これは、原因は不明であって治療法はなく、5年から10年で死に至る、という難病である。

これを栄養の側から見ると、高タンパク食がその進行を減速すると考える余地があろう。ついでに、神経のためにビタミンB_1を、血行改善のためにビタミンＥを摂ったら、減速の効果はさらに大きくなるのではあるまいか。

(2) 骨の強化効果

骨の強化の基は間質

骨を強くするためには、小魚を丸ごと食べれば良い、というのが旧来の教えであった。この公害時代にそれが通用するはずもないが、魚の骨が人間の骨を強くするのは、それのカルシウムのため、とされている。無論それが主な理由ではあるが、そのような教訓があるために、骨を強くする唯一の条件がカルシウムの摂取であるような認識が常識化したのは残念といわざるを得ない。それが、過ちを作らないとは限らないからである。

骨の構造を顕微鏡で見ると、丈夫な「間質」の中に細胞が散らばっている。

間質はこの骨細胞の産出物であって、繊維状タンパクとカルシウムからできている。繊維状タンパクの名は「コラーゲン」といい、膠原と訳される。これは、煮ればゼラチンになる。カルシウムは、大部分がリン酸カルシウムの形を取るが、一部は炭酸カルシウムになっている。骨細胞は多くの突起を出していて、その突起のあるところは、間質に孔が空いている。木の根が、土に孔を空けて延びている状態を思わせる。

骨の強度の基は間質である。

間質を貫いて血管が走っているが、その血管は、骨層板と呼ばれる薄い板状の間質で幾重にも取り巻かれ、年輪のように見える。骨層板の材料はコラーゲン繊維であって、そこにカルシウム塩が沈着している。骨組織の硬度の基はカルシウム、弾性の基はコラーゲンだ。
血管を囲む骨層板の重なりと、その中のコラーゲンの走向とを示すのが図⑭である。

図⑬　骨細胞と間質

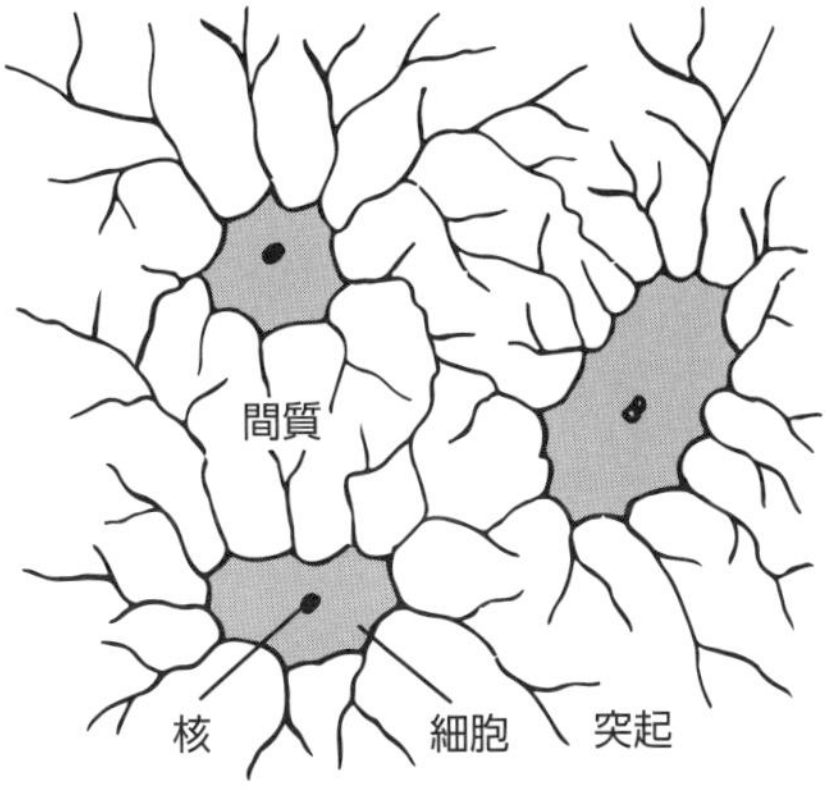

図⑭　血管周りの骨層板

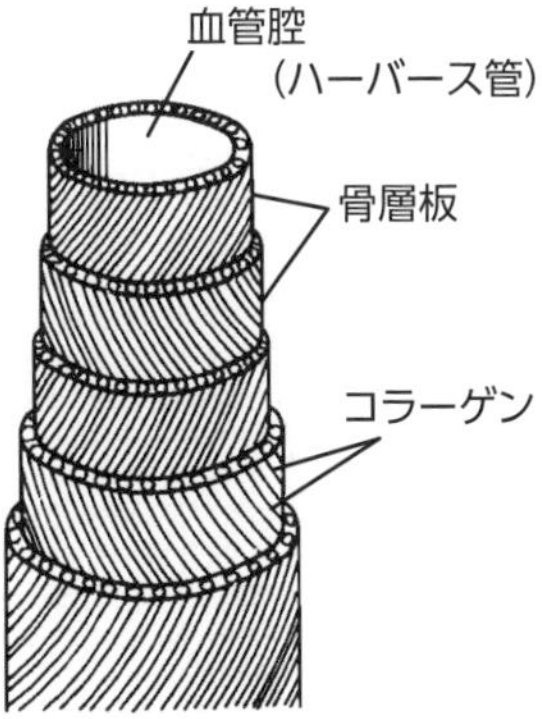

隣り合う走向が互いに直角になっている点は、いかにも合理的だ。事実上、この骨層板構造は、骨の全体に見られる。骨は骨層板で組み立てられているわけだ。骨層板と骨層板に挟まれて、骨細胞がある。

骨折しやすい低タンパク食児

骨の丈夫さが、コラーゲンとカルシウム塩との両者によるという認識が、骨の健康管理の要点である。

子どもの骨はコラーゲンに富んで弾力があるが、25～30歳を過ぎるころからコラーゲンの比率が減り始める。そこで骨はもろくなる。結局骨はカルシウムが不足することによっても弱くなるが、タンパク質が不足することによっても弱くなるのだ。

近来、校庭で遊んでいるうちに骨折する学童が多い。その原因は三つあって、一つは低タンパク食、一つは低カルシウム食、一つはリン酸飲料である。カロリーの大きな部分を、ジュースなどの糖質から摂れば、自ずから低タンパク食になるのである。そのジュースがリン酸飲料であれば、リン酸がカルシウム喪失の原因となる。

コラーゲンはタンパク質であるには違いないが、ゼラチンを食べればそれでOK、ということではない。DNAの指令に基づいて合成されるわけだが、この代謝には、ビタミンCが補酵素として要求される。仮にタンパク質の不足がなくても、ビタミンCの不足があっては、丈夫な骨の持ち主にはなれない、ということだ。

第4章に述べたが、血液のペーハー値はある値に保たれなければならない。それが低下すれば、カルシウムイオンの追加で、ホメオスタシスを回復させることになる。ペーハー値が低下した時、異変は上皮小体に受け止められる。それは副甲状腺とも呼ばれる内分泌器官である。これが分泌する上皮小体のホルモンは、血液に運ばれて長骨の骨端にたどり着き、そこからカルシウムイオンを遊離させ、体液のペーハー値は元に戻るのだ。

カルシウムの摂取があれば、骨が失ったカルシウムは補われるだろうが、不足していれば、骨のカルシウムはそれだけ減る。従って骨の強度は低下し、骨折の機会は増えざるを得ない。そこで、コーラ類のようなリン酸飲料を、骨折の多発に結び付けたくなるのである。

関節痛やギックリ腰を防ぐ……

関節の痛みは、自己免疫病に属する慢性関節リューマチによっても、溶連菌の毒素によっても起こるが、それらと無関係にも起こる。寒くなると膝が痛む、というような症状は、名前の付くほどの病気によるのではない。こういう関節痛は、高タンパク食でも治るし、ビタミンEでも治る。ビタミンEは、主として血行改善によって治療効果を上げるのである。

関節痛がある場合、何はともあれタンパク質とビタミンCとが必要になる。痛みはストレッサーになるからだ。

関節痛とタンパク質との関係はこうである。

タンパク質が足りないと、骨層板の材料が不足するので、弱い骨層板しか作れない。弱い骨は、折れやすいばかりでなく、痛みを発しやすい。骨では、神経も次の図のような構造で守られているのだが、骨層板がしっかりしていなければ、神経も痛めつけられる、ということだろう。

骨の仲間に軟骨がある。軟骨の組織は硬骨とはだいぶ違うが、ごく大ざっぱに見れば、硬骨からカルシウムを抜いたようなものだ。従って、問題はコラーゲンに絞られると見て良い。

軟骨は、長骨の骨端にはカバーとして、椎骨と椎骨との間にはショックの吸収体としてある。後者は椎間板と呼ばれる。これは、椎間板ヘルニアという病気と結び付いてよく知られる軟骨だ。ヘルニアとは、はみ出した部分が、元に戻らなくなった状態を指す言葉である。椎間板が、椎骨の間からはみ出して、そのままになれば、椎間板ヘルニアである。この突出部が脊髄神経を圧迫すれば激痛が走る。腰痛には、椎間板の突出によるものが少なくない。

椎間板がヘルニア状態になれば、痛みは続く。従って、痛みが持続しない場合は、完全なヘルニアを起こしていない。椎間板は、まだ弾性を失わず、突出したり、引っ込んだりしているのだ。

このような場合でも軟骨を治す方法はある。それが、タンパク質の強化と、ビタミンCの服用であることを、読者諸氏はもうお気付きだろう。医師はこれを治す方法として、牽引か手術か、どちらかを取る。手術を要する椎間板ヘルニアも、ビタミンCで治るが、治療後にこれを止めれば再発する、とポーリングは言っている。

図⑮　椎間板ヘルニアの模式図

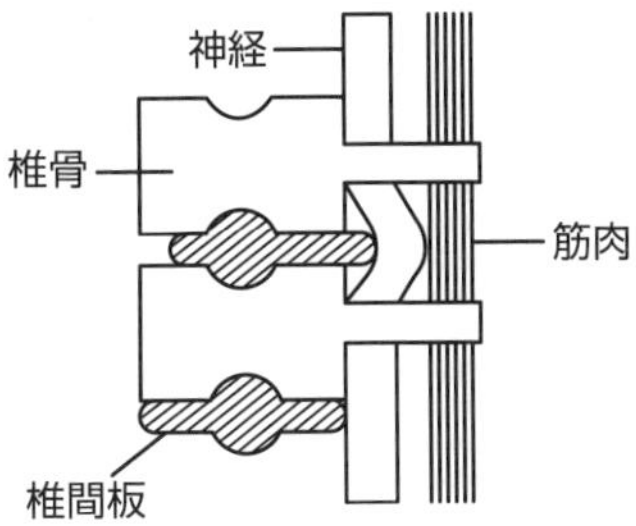

ムチウチ症の回復に卓効

背骨の損傷にはムチウチ症もある。

この場合、椎骨が脱臼しているために、筋肉にも椎間板にも無理が起きている。筋肉は伸び過ぎ、椎間板は歪んでいる。筋肉が損傷を回復して力を増やせば、椎骨は自力で脱臼を治して、元に戻るだろう。同時に椎間板も損傷を回復すれば、すべては正常な状態に戻るだろう。外から大きな力を加えるより前に、損傷した組織の復原のための条件を整えるのが先決、と私は考える。

体は常に、正常状態への回復を指向しているのだ。医療では、牽引を決め手としているのだが、現代の栄養学は別のことを考える。

知人F氏は40歳前後の中堅会社員である。4年前、この人は自動車事故にあって、ひどいムチウチ症になった。最初は入院せざるを得なかった程度の症状であった。しかし、退院後も、毎日出社前に牽引のために病院に立ち寄るのを怠ることができなかった。頭痛がひどくて仕事にならないのである。

このような4年間の通院生活の後、夫人の勧めで、高タンパク食を始めた。ついでにビタミンCもビタミンEも大量に摂ることにした。すると、症状はみるみる改善され、2ヵ月後には、通院の必要がなくなった。頭痛は嘘のように消えたのである。真相を知ったら医師も驚いたであろうが、誰よりも本人が驚いた。そこまでの成果は、予想しなかったからである。
この場合、タンパク質は、コラーゲンの増強と筋肉の回復のためのみでなく、ストレッサーへの抵抗のために必要だった。ビタミンCは、コラーゲンとストレスのために、ビタミンEは、筋肉とストレスのために必須のものであった。

図⑯　椎骨脱臼の模式図
（ムチウチ症の場合）

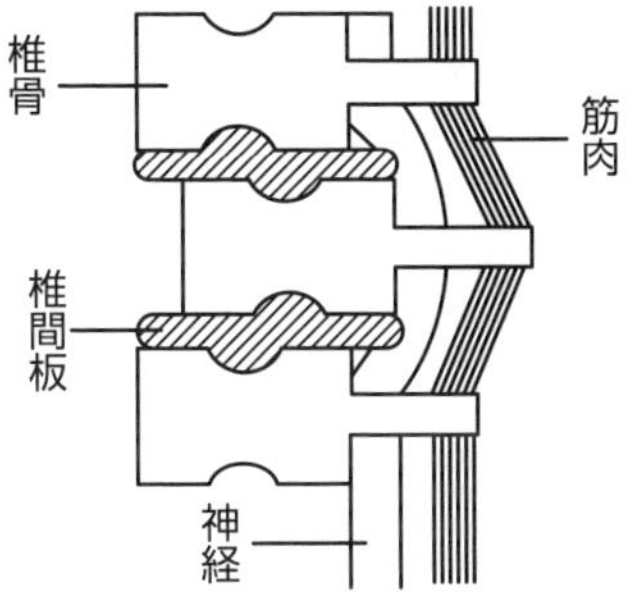

鍼とか電気とかマッサージとか、ムチウチ症に対しては、いわゆる療術がかなり幅を利かせている。その人たちに言わせると、牽引をやった患者は治りが悪くて困るそうだ。要するにいくら一生懸命やっても治らないことがある。ところが、高タンパク食中心の栄養改善では、牽引に難くせをつけるに及ばなかったのだ。

ここに古い椅子があったとしよう。釘が効かなくなって、グラグラしている。応急手段として、釘の頭を叩いて、しっかりさせたとしよう。完全に直したつもりで、いい気になってこれを使ったら、たちまちグラグラが戻ってくるだろう。鍼とか電気とかの効果は、この類である。それよりも、材料の木や釘を丈夫にする道を選ぶのが賢明だ。我々の体は、どっちみち、異化と同化を繰り返して更新しているのだ。

京都の鍼灸師I氏は、高タンパク食を併用すると、鍼の効果がてきめんに効く、と証言している。

7　頭の健康管理にも……

脳におけるタンパク質の役割

「彼は頭が良い」とか、「自分は頭が悪いから駄目だ」とか、勝手なことを言う人がいる。しかし、脳生理学に、そんな言葉はない。良い頭とは使い込んだ頭にすぎず、悪い頭とは遊ばせた頭にすぎないからである。

なるほど、母親の胎内にいる時、タンパク質欠乏の状態で育てば、脳細胞が標準より少なくなる。しかしこれはラット実験であって、少なくとも日本人の場合、ここまでのタンパク欠乏は、現実にはあり得ない。従って、脳細胞の数において、万人は平等なのだ。そしてそれは、140億と推定される。

頭は、調子よく回転する時も、そうでない時もある。脳の代謝がスムーズに進行すれば、回転は速い。そのための条件は、タンパク質の強化とビタミンB_1・B_2・B_6・B_{12}・C・Eの摂取である。

タンパク質は酵素の材料となり、ビタミンB_1からCまでは補酵素となり、ビタミンEは血行の促進と酵素供給量の増加とをもたらす。ポーリングによれば、ビタミンCの増量だけでも、知能指数は上がる。

脳におけるタンパク質の役割は、酵素の材料だけにあるのではない。

図⑰　ニューロンと神経細管（模式図）

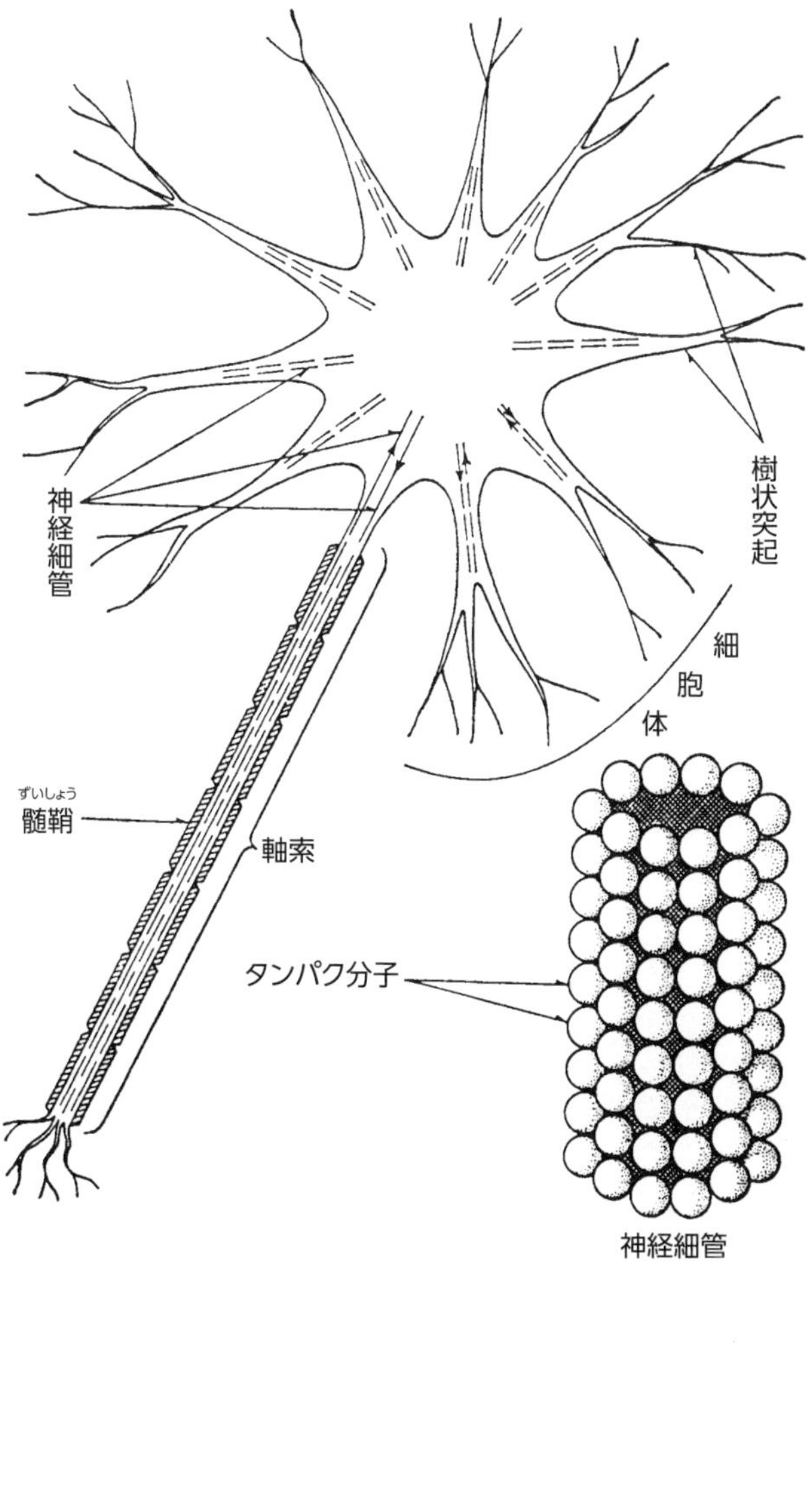

体細胞には微細な管が見られるが、脳細胞では、これが特に発達している。一般の細胞に見られるものを「微小管」と呼ぶが、脳細胞の場合、これを「神経細管」という。これは、トウモロコシの芯を抜いて、粒だけを残したような形をしている。一つ一つの粒は球状タンパクである。そして、この神経細管の役目の一つは、物資の輸送である。

神経細管による輸送

神経細胞は一般の体細胞とは形が違って、やっこだこのような形をしており、「ニューロン」と呼ばれる。これは「細胞体」という名のたこの部分と、「軸索」と呼ばれる尾の部分とを持っている。前者は枝のような突起が、多いものでは10万個ほどある。これを「樹状突起」という。この軸索や樹状突起の中に、神経細管が見出される。この管の中には流れがあり、行きの流れのためのものと、帰りの流れのためのものとが別になっている。

細胞内小器官リボゾームについては、これまで何回か扱ったが、これはDNAの持つ遺伝情報を解読して、アミノ酸の鎖構造であるポリペプチドを合成するのが役目である。そしてそのリボゾームは、粗面小胞体の表面に付着し、またはその側に遊んでいる。この粗面小胞体のないところで、タンパク質はできないわけだ。

脳の細胞、すなわちニューロンでは、軸索も樹状突起も狭すぎて、小胞体を抱える余地がない。従ってそこでは、酵素にせよ非酵素にせよ、タンパク質は作れない。そこで、細胞体の中心部でこれを作り、神経細管によって、これを末端に輸送する。同時に、末端に生じた異化物質は、別の神経細管によって、細胞体の中心に返送される。

万一、神経細管がくびれたり、詰まったりすることがあれば、脳細胞の機能はお手上げにならざるを得ない。そして、そのような事態が起こり得るのである。

神経細管は、タンパク質の壁を持つ管である。これも、異化、同化を行っているわけだから、タンパク質の補給が十分でないと、正常な形のものができないわけである。

球状タンパクが管状に整列するためには、カルシウムイオンの存在が必要、といわれる。体液のペーハー値の高いことのメリットが、ここにも出てきたのだ。この事実から、カルシウム不足が、神経細管の形成を妨げることが想像され得る。

一方、アルミニウムイオンがあると、管がくびれることが分かっている。アルミニウムを含む医薬には、胃腸薬や鎮痛剤があるが、これの連用に対して警告を発する学者もいる。

認知症の原因は

脳の動脈が硬化している場合、血液循環はスムーズにいかず、酸素やアミノ酸などの栄養物質の配給が不足がちになる。このような時にも、神経細管のくびれが想定される。

要するに、すべての条件が完全でないと、球状タンパクのオリゴマー――ここでは二量体――の形成がうまくいかず、あるいは、ポリペプチド鎖が丸くならずに延びた形を取るなどして、管の通りを悪くするのである。この時、タンパク質の三次構造は崩れている。

もともと、神経細管を作るタンパク質は水溶性である。ところが、神経細管にくびれができた時、それは不溶性になる。タンパク質の三次構造が崩れ、いくつかの分子が重合したためであろう。万一、必須アミノ酸の欠乏があれば、一次構造が異常になり、結局は三次構造も異常となる。クワシオルコール患者の低い知能を思わざるを得ない。

いかなる原因からにせよ、神経細管が詰まれば、細胞質の効果的な流動が不可能になる。そこで重大な結果が現れる。

すなわち、そこの樹状突起が崩壊する。樹状突起と呼ばれるものは、他のニューロンと連絡しており、互いに信号を交わす装置であるから、それが一つでも崩壊すれば、電話のケーブルが切れたように、脳の通信網、つまり脳本来の機能に支障をきたす。

こうなれば、言葉が出ないこともあろうし、手が動かないことも、指の知覚がなくなることもあろう。運動や知覚はともかく、記憶に障害が起きれば、これは認知症である。認知症の主たる原因が、神経細管の故障であることは、十分に想像できる。

実際に調べてみると、神経細管のくびれは、60歳以上の人の脳細胞に、ほとんど例外なく見られる。しかし、60歳を超せば誰でも認知症になるとはいえない。結局、認知症はじわじわ進行するものであって、最初のうちは目立たないのである。

遠くへ電話をかける時、最短距離の回線が使われるのが普通であるが、それがふさがっていると、迂回した回線を探して、それを利用することになる。この時は、だいぶ時間がかかる。年を取って、知人の名を思い出すのに時間がかかることがあるが、これは、最短距離に当たる樹状突起が崩壊して、迂回せざるを得なくなったのではないか、と疑わせる現象である。

要するに、認知症の老人に起こるのと同じ変化が、加齢と共に小規模ではあるが、起きているのだ。

遊休状態の脳細胞のゴミ

老人の脳には、老人斑と呼ばれる、月が傘を被った形のようなものが出現する。

これは細胞の崩壊物であって、傘の部分には樹状突起の残骸がある。中心の月の部分も傘の部分も、「リポフスチン」という名の茶褐色の顆粒を含んでいる。このものは、細胞や細胞内小器官を包む生体膜の過酸化物、すなわち過酸化脂質とタンパク質との結合したものである。リポフスチンは、老化と共に細胞を選ばずに形成されるのであって、皮膚の組織にできれば、シミとなる。

脳の細胞は、崩壊する前からリポフスチンを蓄積する。早くからリポフスチンを生じた脳細胞は、老人斑化も早いだろう。

一般に、リポフスチンの現れる脳細胞は、遊休状態のものだといわれる。使わない部屋にゴミが溜まるように、使わない細胞にはリポフスチンが溜まるのだ。それが、細胞の核を片隅に押しやっているものと見られる。

遊休状態の脳細胞は、意外に数が多い。使われる細胞は、多くても全体の3分の1、少なければ10分の1といわれる。脳細胞にゴミが溜まるのが嫌ならば、未使用のものを減らすことだ。どうせ使わないなら、ゴミがあっても差し支えないではないか。

30歳を境に脳細胞は脱落

認知症は老人の独占といっても良いが、そうかといって、老年期の直前まで若い時の頭があると思っては間違いだ。脳の重さは25歳までは増えるが、30歳あたりを過ぎると、次第に軽くなる。脳細胞が干からびてくるのだ。

化学の実験では、よく試験管に液体を入れて、そこに別の液体を入れたり、気体を通したりする。粉末を混ぜて反応を起こすことなど、まずない。これと同様、細胞内の代謝も、水が少ないと鈍る。中年期からこの状態が始まるだろう。

筋肉が、年を取るにつれて細くなることは、前章に書いた。筋肉は日常要求される力に耐えれば十分なので、大きな力を出さずにいれば、細くなるのが当然だ。

これと同じ現象が、脳にも起きている。

血液循環や、材料を経済的に使うためには、使うあてのない脳細胞は、切り捨てるのが得策だ。30歳前後から、脳細胞は1日に15万個のペースで脱落する。元の場所にいても、それは崩壊している。

一般に、30歳を過ぎれば、脳細胞は減り始める。それは、使わない細胞なのだから、何の問題も起こさない。断っておくが、神経細胞は分裂終了細胞だから、再生することはない。

脱落した脳細胞の数が増えると必然的に血液の需要が減るから、脳内の血管網の退行が始まる。スウェーデンのヘンシェンは、『老化の問題』（1968年）の中で、65歳を過ぎて正常な血管網を持つ人は7％にすぎない、と書いている。

脳の血管網の退行があれば、血液供給量が低下するから、脳の活動のレベルは必然的に落ち、記憶力、判断力、思考速度が低下し、話が回りくどく、同じことを繰り返すようになる。頑固、短気などの傾向がエスカレートする。

これが極端になれば、認知症が始まったといわれる。自分の名前も年も忘れ、昼夜の区別もつかなくなる。一瞬前の出来事も思い出せなくなる。

脳のタンパク質の量を調べた結果、正常な人の場合、70歳まではほとんど変化がない。しかし、認知症の場合は、顕著な減少がある。

これが、低タンパク食の結果だなどとはいえまいが、改めてタンパク質の重要性を思わせるではないか。

高血圧とタンパク質

前に述べたリポフスチンについては、面白い実験がある。

ビタミンE欠乏食をラットに与えたところ、リポフスチンの大量蓄積が起き、軸索が変質した。無論、脳細胞においてのことだ。そして、このラットの学習能力は著しく低下した。ビタミンEは抗酸化作用によって、リポフスチンの生成を阻止するのだ。リポフスチンが遊休脳細胞だけにできるのならどうでも良いが、脳細胞に開拓の余地を持ちたいのなら、ビタミンEを摂ることを心掛けるべきである。

老境に入った人が、定年退職などで仕事がなくなると、急に物忘れがひどくなることがある。これは、精神活動の低下が脳の老化を促進することを示す現象、と考えられている。

万人にとって、常に可能な精神活動は〝勉強〟である。認知症になりたくない老人は、マラソンだけではなく、勉強する必要があるのだ。タンパク質やビタミンEやカルシウムなどの豊富な食生活と、たゆまぬ勉強とが、老年の頭の働きを保障してくれるだろう。

中年過ぎの人が脳について恐れるのは、脳卒中であろう。だが、これの対策は簡単明瞭である。

血管はタンパク質でできており、その細胞膜にリン脂質を含んでいる。従って、タンパク質とリン脂質の材料との十分な補給を一日も欠かしてはならないということになる。リン脂質の材料として特に重要なのは、植物油に含まれている不飽和脂肪酸の一つリノール酸である。一度、梗塞や出血を起こした血管でも、条件が整えば修復される。

梗塞や出血の予防となれば、事情は少し違ってくる。タンパク質の他に、ビタミンE、ビタミンCが必要である。若干の例外はあるが、原則として、高血圧、低血圧に対しても、これと同様な栄養上の注意が当てはまる。高血圧には降圧剤、低血圧にはビタミンB_1剤、という図式があるようだが、それはまずタンパク質を見落とした点で、本来ならば大いに批判を被る性質の措置といわざるを得ない。

統合失調症の患者の脳細胞には、軸索の変性が見られるという。一方、血中ビタミンC濃度の異常な低下がある。軸索の変性には、その内部の神経細管の異常が関係していよう。これにビタミンC欠乏を結び付けるのは乱暴かもしれないが、神経細管を正常に維持するための条件として、ビタミンCを考慮に入れる余地がある。ビタミンCによる知能指数の向上も、このあたりに関係づけられるのかもしれない。

頭の健康管理といえば、知能的な面の他に、循環系の病気が、高齢者では問題になる。それは、脳卒中の名で総括される、脳梗塞と脳出血とである。

前者に対しては、脳血栓、脳軟化などの別名もある。後者には、脳内出血とクモ膜下出血との2種があり、昔は脳溢血と呼ばれた。

動脈の構造を見ると、それは織物のようなもので包まれている。そして、その織物の繊維はコラーゲンである。従って、脳動脈は、タンパク質とビタミンCに不足がなければ破れないわけだ。脳出血の時、動脈壁の弱い部分がぷくんと膨れ、そこが破れる。

要するに、コラーゲンのしっかりした血管にすることが、脳出血の予防になる。血圧300までは耐えるように、動脈壁はできているという。

8　老化現象や公害病の救世主

(1) 皮膚や毛髪の老化防止

「遊離基」という名のゲバ分子

化学物質は、原子の集合体である。糖質も脂質もタンパク質も、大きな目から見れば、すべてそうである。この基礎になるのは原子相互の結合力だが、それにはいくつかの種類があって、強いのもあり弱いのもある。

原子と原子との結合の一つに「共有結合」というのがある。これは、二つの原子が電子を共有することによって実現する結合であって、共有される電子は2個または4個である。これを、一対、または二対ということができる。

共有結合の原子を無理に引き離すと、二つの原子は電子を分配する。2個の電子を1個ずつ分配するようになる。この時、電子は対になることができないので、「不対電子」と呼ばれ不対電子を持った原子、もしくは不対電子を抱え込んだ原子団を名付けて「遊離基」という。

原子を他の原子に結び付けるものが電子対であるとすると、不対電子を持つ原子、もしくは原子団は、同じように不対電子を持つ原子、もしくは原子団に出会えば、たちまち結合してしまう。

遊離基の行動がこれだけならば、あまり大きな事件は起きないのだが、不対電子を持つ遊離基が、安定な分子をアタックして、そこに収まり、新しい遊離基を作ってはじき出すこと

図⑱　水分子からできた遊離基

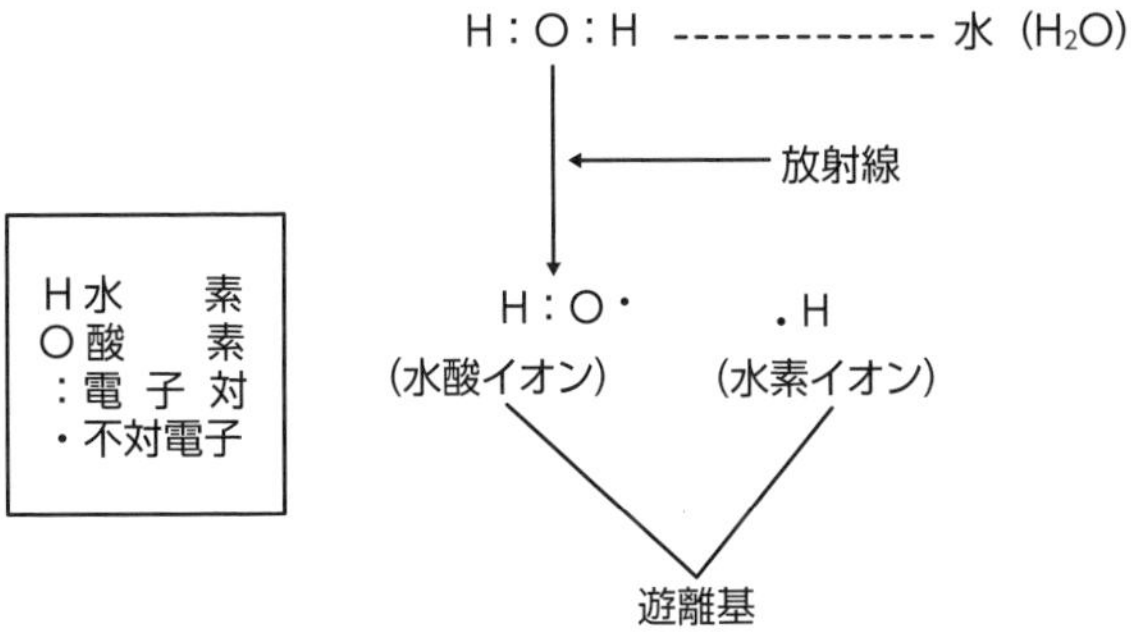

がある。従って、遊離基は、破壊活動化でありゲバ分子であって、生体にとって極めて迷惑な代物である。

もともと共有結合は強い結合であるから、それを別れさせるには大きなエネルギーがいる。我々は、放射線の恐ろしさを知っているが、それは、遊離基を作るだけのエネルギーを持っていることによる。放射線が体に当たると、水素と酸素との共有結合でできている水の分子が二つに割れて遊離基となる。これがDNA分子に働きかけて変形させ、突然変異を誘発する。放射線の発ガン性は、それが作った水素や水酸基の遊離基のゲバ性からきている。

不幸なことに、このやっかいな遊離基は、しばしば体内に発生する。放射線や紫外線がこなくてもである。

その遊離基の母体は、水ではなくて不飽和脂肪酸である。動脈壁に沈着したコレステロールを取るには不飽和脂肪酸の摂取に限る、と説く人がいる。ところが、不飽和脂肪酸はエネルギー源にもなるが、間違って遊離基となり破壊活動をする。前章に紹介した脳のニューロンの中にある神経細管なども、遊離基の攻撃を受ければ損傷せざるを得ない。第一、老人斑に見られるリポフスチンは、遊離基の攻撃を受けた不飽和脂肪酸のなれの果てである。皮膚のシミの正体がリポフスチンであることを考えると、遊離基は〝美容の敵〟でもある。

遊離基〝老化物質〟説

体内の遊離基は、正常な代謝の過程でも発生するといわれるが、不飽和脂肪酸の場合は非酵素的に発生する。図⑲はその一場面を示すものである。

反応は左右上方の2点から出発する。右は任意の遊離基であり、左は活性化した酸素である。両者とも不飽和脂肪酸L：Hに働いて、遊離基を作る。(1)の右の遊離基と(2)の左の遊離基とは、結合して過酸化脂質となる。(2)の右のものは、電子対を作って安定な物質になっている。一方、(1)の左の遊離基には、ビタミンEが働きかけ、(3)の中の遊離基A•と不飽和脂肪酸L：Hとを作る。(3)の下のL：Hは、O_2に攻撃される前のものと同じである。結局、不飽和脂肪酸は酸化したあげくに、ビタミンEによって元に戻ったのだ。

一方、(3)の上にできた遊離基にはシステインが働きかけている。その結果である(4)を見ると、左にはビタミンEがある。これも、元に戻ったのだ。右には遊離基のG：S•があるが、同じ反応でできた別のG：S•と結合し、電子対を作って安定な物質システチンになっている。そして、どこにもゲバ分子はなくなった。すなわち、厄介者である遊離基は、かくしてビタミンEとシステインとによって、平和分子になったのである。

ここでは、好ましくない過酸化脂質ができているが、(2)のLに対してもビタミンEが働きかければ、(3)が導かれ、システインのおかげで過酸化脂質はできなくてすむのだ。

次ページの図⑲の過程は難しいが、要するに、アミノ酸システインが、遊離基の捕捉に重要な役割を持っていることを示したかったのである。システインは水素を失って2個がSS結合によって合体し、シスチンとなる。

システインはメチオニンと共に含硫アミノ酸と呼ばれるものだが、我々日本人の食生活ではとかく不足する。システインは、遊離の形で、またはグルタチオンの形で血中にある。これが、酵素になるのでもなく、体タンパクに参加するのでもなく、非酵素的に遊離基退治の仕事を引き受けているのである。含硫アミノ酸を大量に摂ることは、遊離基の攻撃をかわすための、重要な手段なのだ。米国ネブラスカ大学教授ハーマンは、遊離基を老化物質とする学説を唱えたことで有名な人だ。

遊離基を間接の原因とする病変には、動脈硬化、心筋梗塞、胃潰瘍など、多種多様なものがある。それは老化の鍵を握っているだけではないのだ。高タンパク食の意義は、このような面からも問い直されなければならないのである。

なお、グルタチオンは、薬剤として市販もされているが、グルタミン酸、システイン、グリシンの三つのアミノ酸のつながったペプチドである。血中にグルタチオンがあれば、放射線やX線の害を軽減できることが知られている。無論、システインの遊離基捕捉によるものである。

ハーマンの遊離基老化説は、いまのところ最も有力な老化学説とされている。そこで、老

図⑲　遊離基とシステイン

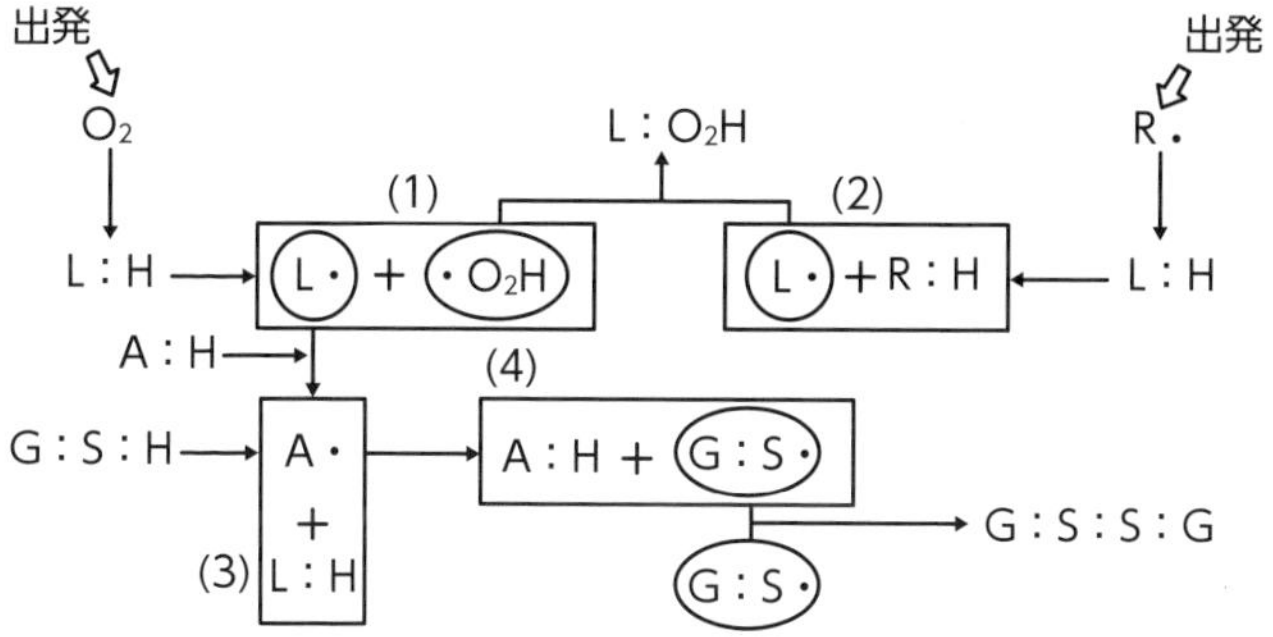

O_2	活性酸素	G：S：H	システイン
L：H	不飽和脂肪酸	G：S：S：G	シスチン
A：H	ビタミンE	R・	任意の遊離基
L：O_2H	過酸化脂質（リポフスチンのもと）		

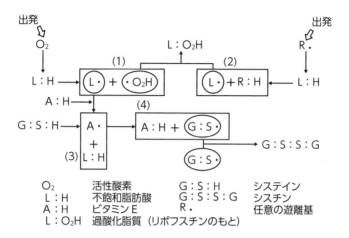

化対策の基本は、遊離基の捕捉ということになってくる。遊離基には、放射線、オキシダントなどによる外因性のものと、不飽和脂肪酸の酸化や、さまざまな脱水素反応からくる内因性のものとがあって、いずれも老化の促進者である。遊離基捕捉の主役は、脂質の中ではビタミンEとシステイン、水溶性の組織の中ではビタミンCとシステインである。

100歳以上の高齢者のアンケートに、毎日1個ずつの卵を欠かさなかったという記載を見たことがある。ここに、無意識の老化対策があったのだ。

タンパク質の変性とその諸例

タンパク質はもともと生体が作ったものである。

その一次構造、すなわちアミノ酸の序列はDNAから決まってくる。そして、一次構造から二次構造が決まり、二次構造から三次構造が決まる。二次構造以下は、アミノ酸相互の引力ないし結合力によって決定される。その結合力の種類はいくつかあって、それに強いのも弱いのもあることは、すでに述べた。

この弱い結合があるために、三次構造の安定度は極めて低い。ちょっとした外力で、すぐ変形する。「タンパク質の変性」とは、これを指すのである。

我々は、生卵とゆで卵の見た目の相違を知っている。これは、卵のタンパク質の変性からきたものだ。卵のタンパク質は球状タンパクであるが、加熱によって糸くずを丸めた形の三次構造がほぐれたのである。一般に、温度が上がれば分子運動が激しくなり、弱い結合が切れたのだ。このようにしてほぐれたタンパク質の分子は、繊維状に近づいて膨らむ。それで、光を散乱するから不透明になる。

ほぐれた球状タンパクは、消化酵素に内部からも攻撃される。従って、タンパク質は、変性した方が消化しやすいのである。タンパク食品の加熱調理の一つの意義は、その変性にあるといって良い。

三次構造が保存され、孤立していた球状タンパクが直線的に集合するような変性もある。酸を加えた時の変性などは、これだろう。この変性では、粘度の上昇や溶解度の低下があるだけで、消化性の向上はない。

加熱によって、タンパク質の消化性が、向上しない場合もある。果糖、ブドウ糖、還元麦芽糖のいわゆる還元糖と一緒に加熱すると、タンパク質を構成するアミノ酸のうちの、リジン、アルギニンなどが変化し、プロテインスコアの低下が起きる。

この反応を「アミノカルボニル反応」というのだが、これが案外広範に起きている。

各種の食品を、調理したり、加工したり、貯蔵したりするうちに、飴色になり、風味が出てくることがある。これはそこに含まれていたタンパク質のアミノカルボニル反応の結果にほかならない。この反応の産物は、栄養価が低下する代わりに、抗酸化性、抗菌性を持ってくる。

タンパク質の変性は、我々の体にも起こる。マッチの炎が手に触れると、その部分の皮膚が硬化する。これはタンパク質の変性である。変性したタンパク質は生理作用を失う。この部分は死んだのであって、やがてこれは剝がれ落ち、下から生きたタンパク質が出てきて、皮膚は新しくなる。

「白内障」は、水晶体のタンパク質コラーゲンや多糖体ヒアルロン酸の酸化による変性である。

同じく目の病気に「硝子体混濁」というのがある。これは、全体としてゼラチンの塊のようになっていた硝子体組織の一部でタンパク質や多糖体相互の結合が切れ、その部分だけ、溶けたゼラチンのような状態になったのである。これもタンパク質変性の一種と考えて良い。

シワとなめしい皮

美容上で問題になるものの一つにシワがある。これもタンパク質の変性の仲間に入れて良いのかもしれないが、この正体は、前述のものとは性質が違う。

シワの問題の鍵を握るのは、皮膚を構成する主要成分であるタンパク質、つまりコラーゲンなのだ。

このタンパク質は繊維状であるが、らせん型をしている。これが3本集まってオリゴマーを作る。これもらせん型をしているので、「コラーゲンヘリックス」と呼ばれる。このコラーゲンヘリックスが縦横に走り、その間に橋が架かった構造すなわち架橋結合の構造が、皮膚の結合組織の構造だと思えば良い。

顔の皮膚をつまみ上げてから離すと、それはたちまち元に戻る。これはコラーゲンヘリックスの弾性による。伸ばされたバネが、外力を去ればすぐ元に戻るのと全く同じ現象である。次ページの図⑳に見る通り、コラーゲンは互いに架橋結合を持っているから、かなり強い力でつまみ上げられても、それがバラバラになることはない。この架橋結合は加齢によって次第に増加する。これがシワの原因なのだ。

なめし皮というものがある。靴もハンドバッグもベルトも、皮製品でなめさないものはない。なめし皮には、タンニンなめし、クロムなめしなど、いろいろな製法のものがあるけれど、要するにそれは、コラーゲンの架橋結合を人工的に増やすだけのことである。皮靴を生皮で作ったら、腐って臭くなるし、たちまち破れてしまう。なめし皮にすれば大丈夫だが、それは架橋結合のためである。

皮靴は、最初はシワがないけれども、履いているとシワが刻まれる。皮膚のシワも、それと同じだ。年寄りの皮膚は、なめし皮になって丈夫な代わりに、シワがよる。

シワの原因については二説がある。一つは紫外線説、一つは細菌説だ。紫外線が皮膚を照

図⑳-1　コラーゲンヘリックス

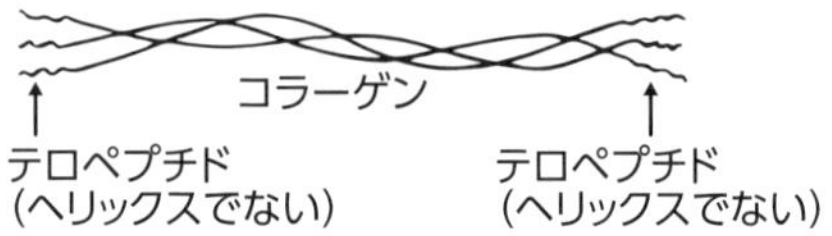

図⑳-2　コラーゲン分子
アテロコラーゲン

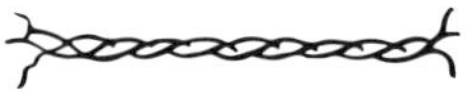

図⑳-3　コラーゲン繊維中の分子の配列

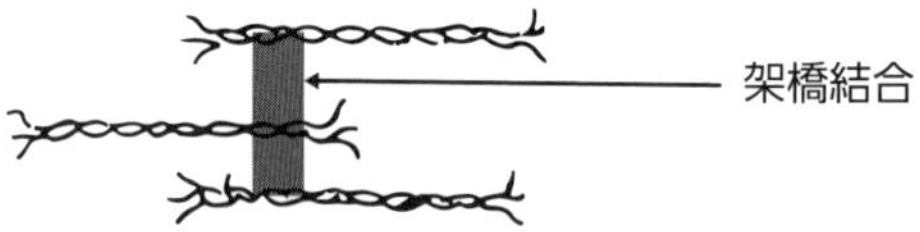

射すれば、水の遊離基を作る。紫外線説は、結局は遊離基説ということになる。

私は、グアムの洞窟に20年以上も暮らした横井庄一氏の、シワだらけの顔を見た時、紫外線説は破れた、と思った。もし彼が、述懐する通り、日中は洞窟で過ごしていたとすれば、紫外線の作用は、ほとんど受けていないことになるからだ。

それはともかくとして、遊離基が架橋結合に関係すると考えるのは、細菌の作用を想定するより、筋が通りそうだ。遊離基は、紫外線がなくても発生する。

シワが遊離基によるとすれば、日焼け止めクリームにも、遊離基を捕捉するシステイン、ビタミンEのコンビも、シワの予防になるはずだ。前項にあるが、遊離基の捕捉には、トリプトファンからできたグルクロン酸も働くだろう。ここにもまた、タンパク質が顔を出してきた。シワの多い人は、日光にさらされる機会が多く、システインやトリプトファンの不足したタンパク質を摂取している人ではないか、などと疑ってみたくなる。

美容上の問題としては、シワの他にツヤがある。

皮膚のみずみずしさは、タンパク質によるのではなく、粘質多糖体ヒアルロン酸による。これの1グラムは5リットルの水を含むことができる。タンパク分解酵素で、皮膚の断片を処理してみると、コラーゲンが溶け去り、後に粘質多糖体が残る。粘質多糖体には、ヒアルロン酸の他に、硫酸を含むコンドロイチン硫酸の系統のものがある。皮膚は、老化と共に多糖体を失う。年を取ると、皮膚から硫酸が抜け、ツヤが悪くなるのである。

粘質多糖体であれ何であれ、体内の硫黄は含硫アミノ酸からきたものだ。皮膚の美容にも、やはりタンパク質が必要だったのだ。

多糖体の合成にはビタミンAが補酵素として登場する。良質タンパクと共にビタミンAということになると、卵に勝るものはない。卵白パックの作用機序についてはよく知らないが、合理的な説明があるだろう。

コールドパーマの原理

タンパク質の架橋結合の増加は、いわゆるタンパク質の変性の概念の枠を外れているが、このようなものの例として、コールドパーマをあげることができるだろう。

コールドパーマのアイディアは、第一次世界大戦でドイツ軍が使用した毒ガス、イペリットにヒントを得たものだという。これは、びらん性を持つ毒ガスで、皮膚にこれが付くと、タンパクの変性がひどく、ただれてしまう。毛髪は多分縮れるであろう。現在のコールドパーマの原型は、1941年に発明された。

毛髪は、「ケラチン」という名のタンパク質を主な構成成分とする。これを作るアミノ酸のうち、最も多いのはシスティンで、全部の14・7％を占める。毛を焼く時の臭いは、そのSH基からくる。豊かな毛髪のためには、含硫アミノ酸を十分に取る必要がある。

図㉑　コールドパーマの原理

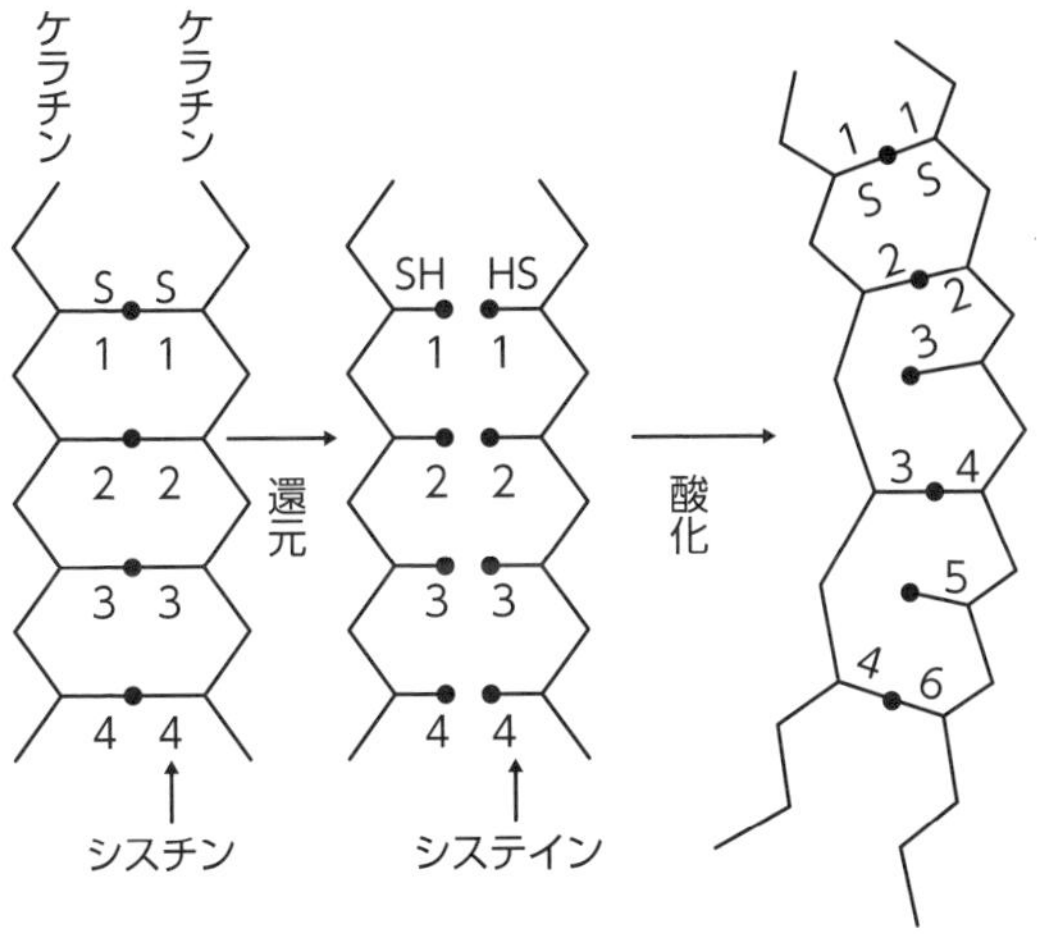

図㉒　システインからシスチンへ

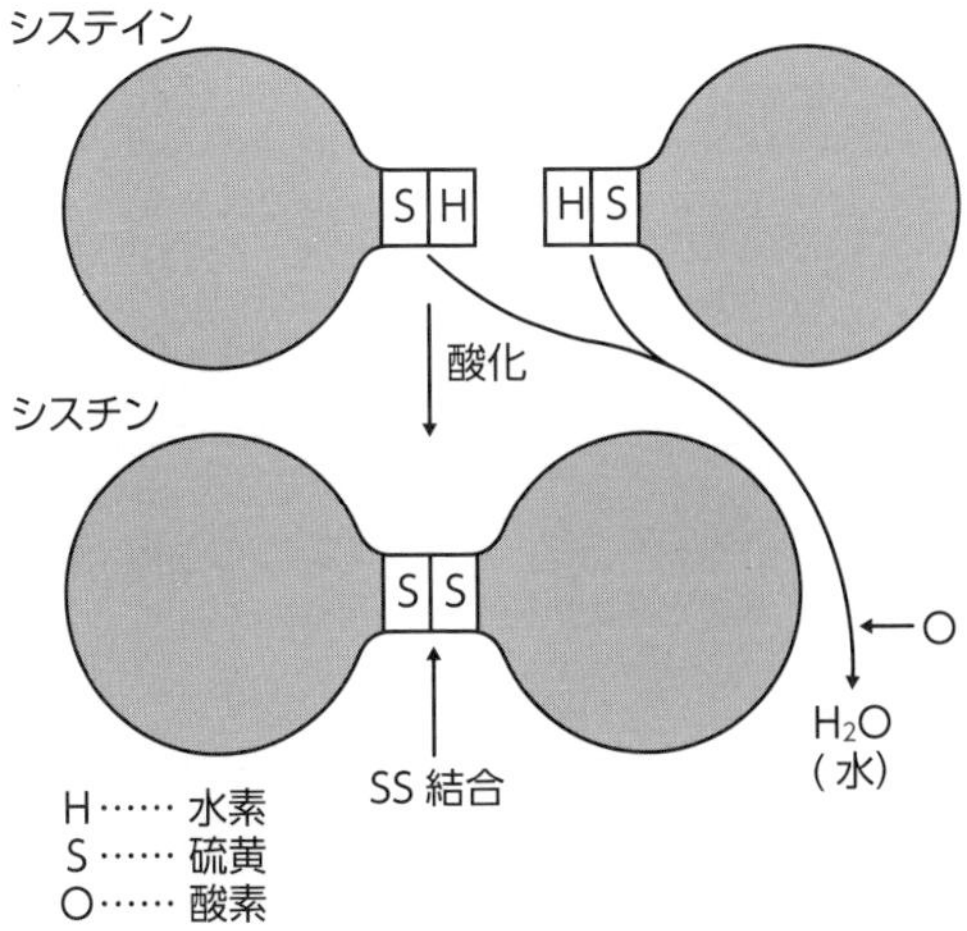

ケラチンは繊維状タンパクであって、それが平行に並び、互いにシステインのところで結合している。この結合を切っておき、相互の位置をずらせて再結合させるのが、コールドパーマの原理である。

コールドパーマの操作の中で、ケラチンの一部は脱落する。毛が傷むわけだ。これの対策として、システインを外から補う方法もあるようだが、食物からの補給が望ましい。含硫アミノ酸をそれだけ余分に摂れということである。

コールドパーマはもともとアルカリ性の還元液を使うが、強アルカリは、ケラチンの結合を、SS結合以外のところでも切るので、毛の傷みがひどい。そのために、近来酸性パーマがいろいろと現れた。これは毛が傷みにくい代わりに時間が長くかかる。酸性パーマのうちで特に私が興味を引くのは、山﨑伊久江女史の〝ベルジュバンス〟で、それには特殊な生理的効果がある。

図㉓　システィンとチオグリコール酸

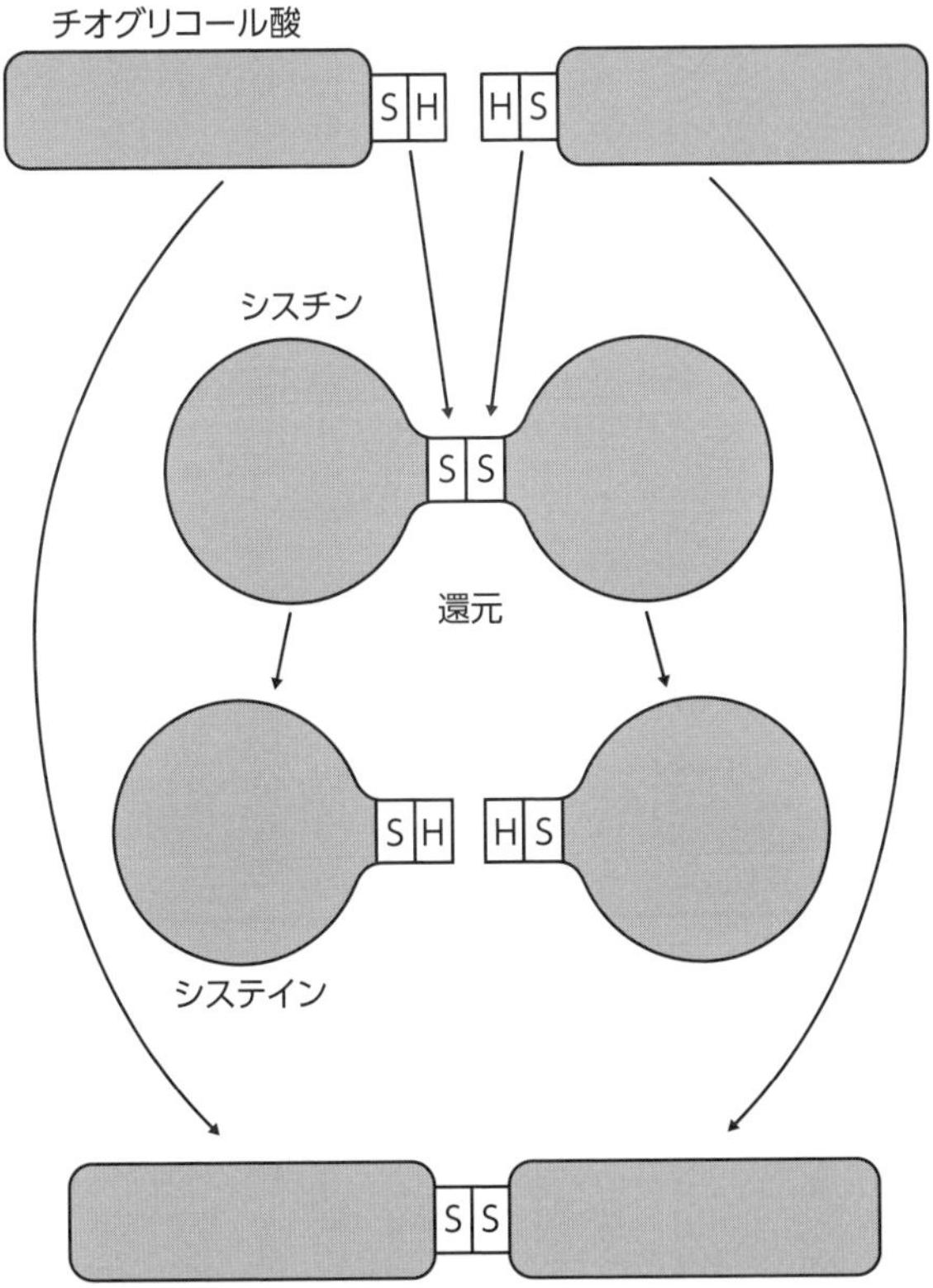

(2) 公害、薬害への挑戦

解毒のメカニズム

我々は、生体にとって好ましくない物質、健康管理上は不利な物質を体内に取り込んでいる。その中には、ニコチンやアルコールなど、嗜好品としてむしろ積極的に摂取されるものもあるが、オキシダント、有機塩素剤、食品添加物などのように、強引に侵入してくるものもある。もし我々が、無意識のうちにそれらの毒性を消すことができれば、これに越したことはない。そして、そういう可能性もあるのである。

この見出しに掲げた〝解毒〟という言葉は、毒性を消すという広い意味に使いたい。しかし実際は、解毒とは酵素的反応によらないものを指し、酵素的な反応によるものは「薬物代謝」という名で呼ばれている。ここでは便宜上、両者を含めて〝解毒〟ということにした。

いずれにせよ、この公害時代に、汚染を抜きにして健康管理を語るのも、解毒を度外視して健康管理を語るのも、時代錯誤である。いわゆるお料理の指導で汚染の事実を忘れ、公害物質に対する解毒の有効性を忘れるような不用意があってはなるまい。

鉛中毒患者の自衛策

私の町内に電線工場がある。私自身をも含めて周辺の住民に鉛中毒患者が多発しているが、その工場に半年ほどパートで働いたE夫人の場合、タンパク質に絡んで、興味ある現象が見つかった。

幻覚や言語障害まで経験した彼女は、鉛の専門医山田信夫医師のいる氷川下病院に、入院したり通院したりして加療中である。その通院中の出来事であった。右足の筋肉の麻痺のため、彼女の右の爪先はいつも右に向いている。そのせいで右へ右へと曲がる癖があった。この癖は駅の階段を降りる時、彼女を悩ませる。手すりに掴まって、やっとのことで足を運ぶ。

それを聞いた時私は、見舞いのつもりで配合タンパクを一箱あげた。そのわずか数日後、まっすぐに歩けるようになった、と彼女は礼を言った。

１７９ページの図⑰に示したところであるが、ニューロンの軸索は髄鞘《ずいしょう》を被っている。髄鞘は絶縁体のために、脂質が多い。鉛はここに沈着して通信の妨害をする。軸索は、神経活動の本体である電気信号の通路なのだ。筋肉の運動や知覚などを握る神経活動の障害は、鉛中毒の症状の一つとされている。

E夫人の場合、足の筋肉の神経支配に異常があった。それがタンパク質の補給で改善されたわけだが、主役はシステインであったろう。

システインはＳＨ基を持っている。すでに説明した通り、Ｓは硫黄、Ｈは水素である。鉛の化合物がここにくると、ＳＨ基の硫黄が、その鉛と結合する傾向がある。これも前に述べたところだが、システインは、アミノ基移転酵素によって、メチオニンから作られるし、それ自身も食物に含まれている。

鉛を捕まえたシステインは尿によって排出されもするし、体タンパクに組み込まれもする。

図㉔　システインと鉛

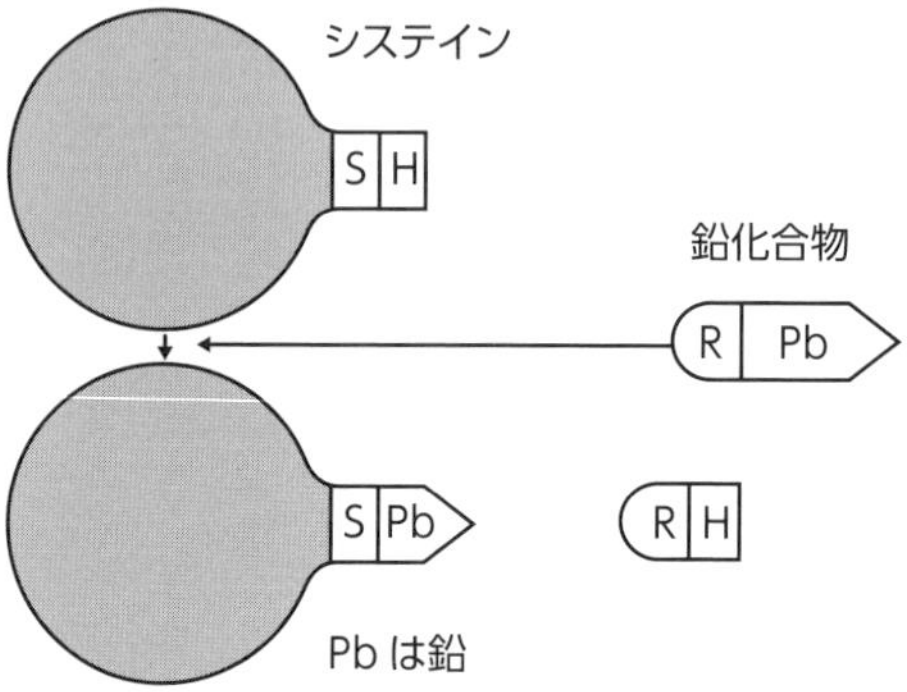

毛や爪のタンパク質の主なものはケラチンであるが、これがシステインを多く含んでいる。そのために、体内の鉛は毛や爪に出てゆく。ケラチンのシステインが、鉛付きシステインになっているのである。

メチオニンやシステインを大量に摂取する最も手近なのは卵である。私の中毒症状が比較的軽いのは、意図的に含硫アミノ酸を摂ったためであろう。

酒の肴はタンパク質に限る

一般に、システインは重金属の排出を助けるが、中毒患者がそれを狙う場合、含硫アミノ酸への要求は、正常な場合より大きくなる。そこで、大量のタンパク質の摂取がなければ、目的は達せられない。タンパク質が良いとはいえ、それを重金属に汚染された魚介に依存するならば、中毒を免れるのは困難であろう。

システインによる重金属の解毒は非酵素的反応である。従ってこれは狭義の解毒に属する。「悪い物を口に入れたら、すぐに生卵を飲め」という教えが昔からあるが、これはそのタンパク質の結合性を利用した、非酵素的な解毒である。この場合の結合性も、主としてシステインのＳＨ基によるものであろう。経験の集積に、意外な価値が見出されるケースの一つである。

一方、酵素的解毒、すなわち薬物代謝は、親譲りの防衛手段であって、その青写真はDNAに納められている。祖先の知らなかったPCBのような毒物が体内に侵入したからといって、その対策を新しく開発することはできない。どんな毒物がきても、あり合わせの方法で、それに立ち向かうのである。防衛本部は肝臓で、腎臓および腸壁に支部が置かれている。

現在社会問題になっているような諸々の人工毒は、人類発生のころにはなかった。それにしても、自然の毒物はあった。例えば、代謝の過程で生成されるメタノール（メチルアルコール）、腸内発酵でタンパク質から発生するアミン類がその例である。この種の毒物に対しては、親譲りの防衛手段が用意されている。

我々の体内では絶えずメタノールが合成されている。それはアルコール脱水素酵素によって、ホルムアルデヒドになる。

メタノールによる失明は、網膜の呼吸をホルムアルデヒドが阻害する結果である。代謝がスムーズに進行すれば、毒物は蓄積せず、結局それは、ビタミンBの一種コリンへのコース、または二酸化炭素へのコースを取り、実害を生じない。生体内で発生するメタノールは微量であるが、口からメタノールを摂取すれば、負担増からの混乱が起こる。ブランデーは1、2％のメタノールを含む可能性があるから、注意が肝心だ。

酒類の含むアルコールはエタノール（エチルアルコール）であるが、これを飲むと、アルコール脱水素酵素が、メタノールに働きかけるのを止めて、エタノールにかかる。その結果、メタノールが蓄積してくる。

いずれの場合にも登場するのがアルコール脱水素酵素であるが、これは補酵素としてニコチン酸を要求する。ニコチン酸は、小麦粉、豆類、肉類にそのままの形で含まれてもいるが、アミノ酸トリプトファンから合成されること、その補酵素がビタミンB_2、ビタミンB_6であることは、すでに述べたはずである。

酒の肴にタンパク質が良いのは、それの含むトリプトファンが目当てである。とすれば、酒の肴には、トリプトファンの多い肉類が好ましい。アミノ酸の吸収がアルコールに阻害されることも、考慮に入れておこう。

このような薬物代謝に、酵素が不可欠なのは当然であるが、アルコールの場合には、補酵素までがタンパク質から作られる。ところが、ニコチン酸が活躍する解毒の舞台は、アルコールだけではない。いやむしろ、ニコチン酸は広範な薬物代謝の主役なのである。ニコチン酸ほど多くの代謝に補酵素として登場する物質は他にない。

公害〝毒性〟との戦い

有機塩素剤といえば、ＰＣＢを初めとして、ＤＤＴ、ＢＨＣ、ドリン剤、枯葉剤など、いろいろなものがある。

これの毒性を担うのは塩素だから、これを奪い取って水素と結合させ、塩酸にすれば、解毒の目的は達せられる。塩酸は容易に腎臓から出ていくからだ。この脱塩素酵素の補酵素もニコチン酸だといわれる。豊富なトリプトファンを含むタンパク質を十分に摂る人は、有機塩素剤に強い、という論理がありそうである。

「グロンサン」の商品名で知られた物質にグルクロン酸がある。これは、アミン類、タール色素、遊離基OHなどを解毒する。グルクロン酸はブドウ糖から生合成されるが、その反応の補酵素がニコチン酸なのだ。医薬品としてのグロンサンはグルクロン酸より単純な物質であって、解毒効果がないことは、先年、高橋晄正氏によって指摘されている。

システインのSH基が解毒の場面で働く対象は、重金属だけではない。石油系中性洗剤などのスルホン酸、有機塩素剤などのハロゲン化合物、亜硝酸塩などのニトロ化合物も対象となる。これらはいずれも非酵素的解毒と見て良い。

タール色素と呼ばれるものの別名はアニリン染料である。赤色2号、赤色4号などがそれであるが、これらの薬物代謝は、腸壁と肝臓との合作である。それはまず、腸壁のところでビタミンB_2によって酸化されてから吸収され、肝臓でグルクロン酸と結合して、無害なものとなる。食品添加物として問題になる防腐剤デヒドロ酢酸やソルビン酸も、酸化防止剤BHAも、これと同じような過程で解毒される。

解毒の方式の一つに、硫酸抱合というのがある。対象となる毒物はグルクロン酸とほぼ同じで、アミン類、タール色素、フェノール類などである。この解毒の主役となる硫酸は含硫アミノ酸から合成される。硫酸抱合反応では、ビタミンAが補酵素になるようだ。ビタミンAがないと、硫酸は無駄に尿中に出ていく。

我々は、含硫アミノ酸が解毒の面で重要な役割を持つことを知った。その中で、システインのSH基が働く場合のあることも知った。SH基の硫黄の代わりにセレン（セレニウム）が入ったものは、ひときわ強力な作用を持つようである。セレンと置換された含硫アミノ酸をセレノアミノ酸という。いずれにせよ、解毒の効果を期待するためには、システインの血中濃度を高く維持することが望ましい。それには、含硫アミノ酸あるいはセレノアミノ酸の適当な摂取の上に、鉄、ビタミンE、ビタミンC、ビタミンB_{12}の存在が要求される。

グリシンは、ゼラチンに多く含まれるアミノ酸であるが、解毒の一方式に、グリシン抱合というのがある。対象は、酒の防腐剤サリチル酸やアスピリンなどの安息香酸誘導体である。

内臓諸疾患には高タンパク食を

ここに述べたような解毒は、主として肝臓で行われるとはいえ、随時随所で行われるといって過言でない。そして、いかなる解毒にも、何らかの形でタンパク質が関係している。

肝臓では、解毒ばかりでなく、莫大な代謝の種目が絶えず進行しているのだから、大量のタンパク質を要求するのが当然だ。十分なタンパク質の摂取がないと、肝臓は急速に萎縮して、機能を低下させてしまう。肝臓の管理には、まずタンパク質である。

肝硬変患者の延命には、アミノ酸とビタミンB_2との点滴を続ける。これは、肝臓がタンパク質とビタミンB_2とを強く要求するからである。ここでの補酵素として最も広く利用されるものの一つはビタミンB_2なのだ。

肝臓が悪い人には、高タンパク食とビタミンB_2の大量服用とを心掛け、脂肪は少なくする。脂肪の消化には胆汁が必要だが、これを作るのに肝臓に負担をかけることになるからだ。

低脂肪食の名目での制限があっても、リノール酸、リノレン酸、アラキドン酸、エイコサペンタエン酸など4種の必須脂肪酸だけは摂らなければならない。これは細胞膜の素材としてあるいは局所ホルモンの材料として必須のものだからである。4種の必須脂肪酸のうち、先の二つは植物油に、後の二つは主として魚油に含まれている。もっとも、その一日必要量は10グラム程度にすぎない。

肝臓の機能の目安の一つにその重量がある。肝臓の重量を調べてみると、日本人の場合、70歳を過ぎると、それが急速に減少する。ところが、アメリカ人の場合、それに対応した現象がない。この現象は、日本人の低タンパク食にあるといわれている。

一般に、内臓を流れる血液の量は、横臥位では立位の2倍以上に増える。肝臓に病気があれば無論のこと、内臓一般の健康維持のためにも、横になる時間が不足しては損だ。

腎臓が悪いと尿にタンパク質が出る。これの対策として低タンパク食を選ぶのは、短絡的思考に近い。例えばネフローゼの場合、1日3グラム程度のタンパク質が尿に出るが、その分だけ余計にタンパク質を摂れ、といわれる。

腎臓病対策のポイントは、食塩を減らすことにある。食塩が多過ぎれば浮腫を生じ、少な過ぎれば尿量の減少となる。減塩し過ぎはいけないわけだ。

慢性腎炎では、腎機能の低下があれば、タンパク質の異化の産物、すなわち窒素化合物尿素窒素の排出が困難になるために、尿毒症の危険が起きる。その時も、体タンパクの異化は進行しているわけだから、タンパク質の摂取を止めたからといって、直ちに安全が保証されはしない。プロテインスコアの低いタンパク質では、アミノ酸の余剰ができるが、これも、一応は体タンパクに組み込まれてから異化される。これでは無駄が多く、しかも腎臓の負担が大きい。ここにも良質タンパクの出番がある。

9　高タンパク食生活の心得

その不足は全身に悪影響

日本のタンパク資源は極めて窮屈である。国連の世界保健機関（WHO）が、成人のタンパク質一日必要量の、体重1キログラム当たり1・01グラムという基準を、一挙に0・59グラムまで引き下げた背景には、そのような事情が想像される。我々は一面において、割当量を考えなければならないが、これが必要量ではないという点に、悩みを持たざるを得ないのである。資源の面を乗り越えて、ここでは生体の側から、タンパク質の必要量を論じることとする。

雑誌『科学』の1973年5月号に、芦田淳氏の「栄養素の欠乏と過剰」というタイトルの論文がある。そこには、「世界の統計結果は、特殊の場合を除いて、所得がどんなに増加しても成人一日90〜100グラム以上のタンパク質を摂取していないことを示している。従って、実際にはタンパク質摂取過剰は起こり得ないと考えて良い」とある。

まず、タンパク質の生体における役割を見よう。

血液、骨、筋肉、神経、内臓諸器官から皮膚や爪に至るまで、タンパク質でできていないものはない。従って、それの欠乏があれば、全身的に悪影響が及ぶ。

生体の代謝を握る酵素がすべてタンパク質であることも見逃せない重要なポイントである。タンパク質の欠乏があれば、代謝のスムーズな進行は期待できないといって、過言ではない。

そしてまたタンパク質は、抗体やインターフェロンなど、感染に対する自衛手段にも利用される。タンパク質が欠乏すれば、細菌やウイルスに対して無防備になるのだ。

生体の代謝には、タンパク質も、糖質も、脂質も参加する。それらのすべてが酵素を要求することを考えると、タンパク質の比率が低くては、スムーズな代謝は難しい。

エネルギー源が、糖質、脂質だからと、これだけを食べていたら、エネルギーさえも作れない。酵素タンパクなしの代謝などは、あり得ないからである。タンパク質の比率が重要なことは、このような極限のケースを想像すれば分かるはずだ。

タンパク食の高・低の比率差

タンパク質の比率は、水を抜いて考える。すなわち、食品を完全に乾燥したものについて、糖質は何%、脂質は何%、タンパク質は何%、というように表す。

組織の損失やストレスのない場合、タンパク質の適正な比率は12%とされている。これは成人の場合であって、子どもや妊婦のように、同化が異化よりも優勢な場合、タンパク質の比率の標準は18%である。糖質、脂質の合計は、成人の場合には88%、子どもや妊婦の場合には82%ということになる。

高タンパク食、低タンパク食という言葉を使ってきたが、タンパク質の比率がこれより低い食事は、低タンパク食といって良い。

うどんは、卵でも加えなければ、極め付きの低タンパク食である。ラーメンやカレーライスなども、同様である。

低タンパク食か高タンパク食かの問題は、毎食について起こる。どんな食事も、タンパク質の比率において、標準値に達していなければ、何らかの障害の原因となるはずだ。昼は簡単にすませ、夕食にご馳走を食べる、というありふれた食習慣は、健康管理上は感心できるものではないのだ。

体重1キログラム当たり1グラムが必要

毎食のタンパク質の比率が、12%なり18%の水準を保っていることだけでは、高タンパク食とはいえない。それは、必要条件であって十分条件ではない。タンパク質の絶対量がもし不足していたなら、異化と同化とのバランスが取れなくなるではないか。

数年前まで、国連のWHOは、成人のタンパク必要量を、体重1キログラム当たり1・01グラムとしていた。私はこれを採用したいと思う。

それもあっさり、1キログラム当たり1グラムとする。体重60キログラムの大人は60グラムということだ。それはプロテインスコアを掛けて、60グラムとする必要がある。

仮に、卵だけでこれを賄うとすれば、卵で10個というところだろう。現実の食生活では、卵2個分程度のタンパク質は主食や野菜から摂れるとすれば、確保すべきタンパク食品は、体重10キロ当たり卵1個の見当となる。

スコアの低値は、第一制限アミノ酸からくる。食品の組み合わせによってこれを補えば、プロテインスコアは上がるため、卵を高く評価せざるを得なくなる。少なくとも毎日1個の卵を摂るのが賢明だ。

ところで、大豆は植物のうちでは優秀なタンパク質だが、枝豆をつまんでタンパク質を摂ったつもりになっては間違いだ。大豆にはタンパク質消化酵素トリプシンを阻害する物質が含まれている。これを90％除去するのにさえ、120度で30分も煮る必要がある。

大豆のタンパク質を効果的に利用するためには、豆腐、味噌、納豆などのように、高度な加工品の形にすべきである。ここにも古人の知恵がうかがわれよう。

私が本書でいう高タンパク食とは、毎食のタンパク質の比率と、タンパク質の一日量との両面から見て、基準値を割らない食事を指す。これを最低限度と考え、ストレスなどでタンパク質要求量の増大があったら、それに応じる食事内容に対して、高タンパク食の名を付けたいのである。これは、国連の指示ではなく、科学の教えるところなのだ。

本書の意味での高タンパク食主義者である私の家では、朝食にも昼食にも、配合タンパクと牛乳とで、タンパク質の一食割当量を摂ることにしている。200ミリリットルほどの牛

表⑥　プロテインスコアの高い食品はなにか

プロテインスコア	プロテインスコア 100 のタンパク質 10g を摂るためにどれだけ食べればいいか
卵：100	約 80g（1.5 個分）
牛乳：85	約 360g（2 カップ弱）
豚肉：84	約 60g（薄切り 2 ～ 3 枚）
米飯：81	約 500g（中茶碗 3.5 杯）
アジ：78	約 65g（1 尾）
プロセスチーズ：74	約 60g（三角タイプ 3 個）
納豆：70	約 87g（2 パック）
食パン：56	約 200g（6 枚切り 3 枚）

必須アミノ酸の比率が人体のそれに一致したものを「プロテインスコア 100」のタンパク質といい、卵がそれに当たる。
通常の食事だけでタンパク質を摂ろうとすると高カロリーになる。

「日本食品標準成分表 2020年版（八訂）」

乳に20グラムの配合タンパクを加え、さらに各種ビタミンを加えて、シェーカーでよく混ぜる。

これは、手っ取り早いばかりでなく、うまくもあり、完全食でもあり、理想的な食事だ、という自信がある。

スープやみそ汁の効用

洋食のフルコースでは、最初にスープが出る。和食でも、みそ汁や澄まし汁が出る。このようなタンパク質を最初に口にすると、タンパク消化酵素が十分に分泌されるので、高タンパク食には有利である。

最初に糖質を口に入れると、血糖値が高まるために、糖尿病患者でなければ、膵臓から大量のインシュリンが分泌される。そのために血中のブドウ糖が肝臓や筋肉にどんどん吸収され、血糖値が上がることができない。健常者の場合、血糖値が適当に高く、ブドウ糖が脳や神経系に十分いき渡ると、覚醒レベルは高く、気分爽快である。

このように、インシュリンの分泌が抑制される食事が、健常者にとっては望ましい。その条件を満足させるためには、糖質をむやみに摂らないだけでなく、食事の最初に適量のタンパク質を摂るのが理想だという。血糖値の上昇をスローダウンさせるためには、野菜などのセルロース（繊維素）を十分に摂るのが良い。ここまでデリケートな心掛けは健常者には必要とはいえまいが、病人の場合には、案外大きな意味を持つに違いない。

知人に、30歳を越したばかりの慢性膵炎の女性がいる。彼女の経験談だが、多忙のあまり、昼食はケーキとコーヒーのような時、重大な故障が起こる。3時間ほどで例外なしに、冷汗は出る、心臓はドキドキし、手足は震え、膝がガクガクして歩けなくなることさえある。何も食べなければ、こんなことは起きないという。これは低血糖の症候群であって、糖質を主とする食事が引き起こしたインシュリン過剰による障害に違いない。低タンパク食の欠点が、このケースでは拡大増幅されたわけだ。

彼女の場合、高タンパク食を摂っていれば、発作は起きない。健常者であっても、このような話に耳を傾けるのが賢明である。このような情報は、意外なところで価値を表すものだ。

高カロリー食必ずしも健康食ならず

病気の85％は栄養障害が原因だといわれるが、不足する栄養の第一がタンパク質であり、それに各種ビタミンが続く。タンパク質の過剰は現実には起こり得ないこと、ビタミンの過剰は幼児に見られる例外的な現象と考えられることなどを、ここに強調する。

高タンパク食と聞けば肉を思い、肉の食べ過ぎは大変だ、と思うのは痛風患者である。痛風患者では尿酸の血中濃度が高いことを特徴とする。その値は健常者の3倍以上に上るが、高尿酸値の人がすべて痛風患者とは限らない。痛風の病巣には、尿酸カルシウムの針状結晶がよく見つかる。この針が組織をつついて激痛を発するともいわれる。

尿酸カルシウムのカルシウムは、骨に含まれていたものであって、痛風患者の長骨の骨端には、カルシウムの抜けた細い孔がたくさん見つかる。

尿酸は、DNAやRNAの名で呼ばれる核酸の構成要素の一つプリン体やグリシンの異化の最終産物である。核酸の分解は、自分の持っているものについても行われるが、食物から取り入れたものについても行われる。核酸を特に大量に含む組織は筋肉や魚の白子であるから、肉は尿酸の生成が増えるわけだ。従ってそれが、痛風患者には不利、ということになる。

生体の〝経済の原理〟からすれば、プリン体が核酸から遊離し、あるいは途中まで分解しても、また核酸に戻るものがあるはずだ。この途中まで分解したものを、再びプリン体にまで再合成する酵素の活性が低ければ、結局は、尿酸の生成量は多いことになる。一般に、酵素活性の低いことは親譲りであり、本書の体質論によれば、それは補酵素との親和力の低さである。

痛風患者の調査によれば、これは遺伝性の病気であって、活性の低い酵素のリストは、家系毎に違っている。特別な家系では性格の異常が見られるところから、代謝異常と性格異常との相関関係が脚光を浴びるようになってきた。

いずれにせよ、痛風はプリン体の代謝異常からくる高尿酸血症であるから、肉は控えるにこしたことはない。インドやインドネシアなど食糧事情の悪い国には患者が少なく、第二次大戦中にヨーロッパで患者が激減したような事実もあるので、食事に問題のあることは明白である。

代謝異常が原因であるとすれば、高タンパク食、高ビタミン食が、発症回避のための有力な手段となろう。

患者に対しては、尿酸排出促進剤も、尿酸合成抑制剤もできている。ある種の降圧剤やアトロピンには、尿酸排出を阻害する作用があるから、痛風患者は、これらの使用にも注意することだ。

痛風発症の経過を見ると、最初に高尿酸血が続き、そのうちの10％の人が、何かの転機で痛風発作を起こす。肥満やアルコールも引き金になるというから、中年過ぎの男性諸氏は、家系と共にこれらの点に用心すべきだろう。痛風は女性には少ないのだ。

尿酸によって尿が酸性になると、これが腎臓に沈着し、腎結節を作ることがある。体液をアルカリ性に保つことも、注意すべき点の一つだろう。腎結節は腎炎につながる。

ところで、最近になって、痛風の病理に関する新説が現れた。腎機能低下によって、尿酸の排出が悪くなるため、というのがそれである。こういうことであれば、腎機能の改善が、痛風対策となる。そこで、高タンパク食によって腎機能を高めれば良い、というわけだ。

高タンパク食は、腎機能障害の決め手といって良い。妊婦の腎臓病などは、高タンパク食でたちまち退散してしまう。

高タンパク食のメリットは、あり余るほどあった。しかしそれを、高カロリー食のメリットと同義に見られては困る。高カロリー食は、健康にとってむしろ有害である。

高タンパク食20のメリット

ここで最後に本書のしめくくりとして、高タンパク食のメリットを列挙しておく。特別な病気のある場合は別として、健康を保っている人についての期待を列挙する。

1　貧血しにくい。
2　血圧が正常に保たれやすい。
3　ホルモン分泌が正常に保たれやすい。
4　細菌やウイルスに感染しにくい。
5　内臓障害が起こりにくい。
6　内臓が下垂しにくい。
7　筋肉が劣化しにくい。

8 姿勢が悪くなりにくい。
9 リューマチになりにくい。
10 出血が止まりやすい。
11 骨折しにくい。
12 虫歯になりにくい。
13 疲労しにくい。
14 公害や薬害にやられにくい。
15 シワになりにくい。
16 老化を減速する。
17 消化不良を起こしにくい。
18 食欲不振になりにくい。
19 傷の治りが早い。
20 ストレスに強い。

リン酸イオン …… 108
リン酸飲料 …… 109, 170, 171
リン酸カルシウム …… 168
リン脂質 …… 128, 187

る

類脂質 …… 38
ルネッサンス期 …… 33, 34

れ

レオウイルス …… 142
レセプター …… 128

ろ

ロイシン …… 45, 58, 59, 79, 84, 86
老化物質 …… 194
老眼 …… 23, 24
老人性結核 …… 31
六量体 …… 98

わ

ワトソン …… 82, 88

B

BHA …… 212
BHC …… 211

D

DDT …… 211

G

GOT …… 116
GPT …… 116

m

mRNA …… 80, 82, 84, 85, 90, 144

P

PCB …… 210, 211

S

SH基 …… 202, 208, 209, 212, 213
SS結合 …… 194, 204

t

tRNA …… 84

ホルマリン …… 136

ま

マイコプラズマ …… 142
マグネシウム …… 119
マッサージ …… 176
末梢血管 …… 87
マラリア原虫 …… 86
マルクス …… 42
慢性関節リューマチ …… 134, 171
慢性気管支炎 …… 113
慢性腎炎 …… 215
慢性膵炎 …… 224

み

ミオグロビン …… 166
ミオシン …… 167
ミスリーディング …… 130
ミトコンドリア …… 114, 125
脈無病 …… 134

む

ムチウチ症 …… 174, 176
ムチン …… 50
ムルダー …… 41, 42, 43

め

メガビタミン主義 …… 117, 120
メチオニン …… 63, 64, 110, 194, 208, 209
メラニン …… 47, 48, 55, 85
メラノサイト …… 48, 49, 127
免疫応答 …… 146
メンデル …… 70

も

毛細血管 …… 55
網様体賦活系 …… 137
門脈 …… 53

や

薬物代謝 …… 206, 210, 211, 212

ゆ

有機塩素剤 …… 206, 211, 212
遊離基 …… 190, 191, 192, 193, 194, 196, 201, 212

よ

陽イオン …… 100
葉酸 …… 54
腰痛 …… 172
葉緑素 …… 40
ヨード …… 119
抑制タンパク …… 107, 108, 111
四量体 …… 98

ら

ライノウイルス …… 142

り

リゾチーム …… 114
リノール酸 …… 187, 214
リパーゼ …… 101
リポイド …… 38, 127, 128
リボ核酸 …… 80
リボゾーム …… 79, 80, 84, 85, 89, 90, 107, 125, 144, 180
リポフスチン …… 183, 184, 186, 192
硫酸抱合 …… 212, 213
リューマチ …… 228
良質タンパク …… 22, 57, 59, 63, 64, 202, 215

半身不随 …… 25

ひ

ヒアルロン酸 …… 198, 201
ビオトニック法則 …… 91
ヒスタミン …… 55
ヒスチジン …… 45, 55, 64, 86
必須アミノ酸 …… 63, 64, 74, 182
皮膚筋炎 …… 134
肥満 …… 149, 150, 151, 154, 155, 226
標的器官 …… 127, 128
非良質タンパク …… 59, 64
ビリルビン …… 105, 107, 108
貧血 …… 118, 150, 152, 227

ふ

フィードバック …… 52, 53, 112, 164
フィッシャー …… 45
フィラメント …… 160, 164, 165, 167
フェノール類 …… 213
不可欠アミノ酸 …… 63
副甲状腺 …… 171
複合タンパク …… 78
副腎皮質刺激ホルモン …… 48, 54, 115, 127, 128, 129, 130, 137
副腎皮質ホルモン …… 112, 128, 132, 139
腹直筋 …… 165, 166
不対電子 …… 190, 191
腹筋 …… 165
ブドウ糖 …… 39, 40, 41, 109, 139, 197, 212, 223
不飽和脂肪酸 …… 187, 192, 193, 196
ブラコンノー …… 45
ブラジキニン …… 113
プリン体 …… 225, 226
ブルワーカー …… 165
プロテインスコア …… 60, 61, 63, 64, 65, 73, 154, 155, 197, 215, 220, 221
分子生物学 …… 88, 91, 92, 122, 125
分裂終了細胞 …… 185

へ

平均寿命 …… 138
ヘイフリックの限界 …… 133, 134
ペーハー値 …… 99, 100, 101, 102, 108, 109, 171, 181
ペプシン …… 50, 51, 52, 101
ペプチダーゼ …… 51
ペプチド …… 47, 48, 49, 50, 51, 52, 53, 54, 78, 84, 85, 86, 113, 117, 127, 194
ヘモグロビン …… 54, 72, 78, 79, 80, 82, 84, 85, 86, 87, 95, 98, 104, 105, 106, 107, 108, 117, 118, 166
変異細胞 …… 131
ヘンシェン …… 185

ほ

防衛反応 …… 146
放射性窒素 …… 73
補酵素 …… 119, 120, 121, 122, 123, 124, 140, 144, 167, 171, 178, 202, 211, 212, 213, 214, 225
ホプキンズ …… 45
ホメオスタシス …… 104, 105, 106, 108, 152, 171
ポリペプチド …… 47, 50, 52, 57, 78, 79, 80, 95, 97, 98, 106, 113, 180, 182
ボルホビリノーゲン …… 106

て

低タンパク血症 …… 56, 152
デオキシリボ核酸 …… 82
デヒドロ酢酸 …… 212
デルタＡＬＡ …… 106, 111, 117, 118, 120, 123
電子対 …… 190, 193

と

同化 …… 53, 68, 69, 71, 72, 73, 78, 151, 165, 176, 181, 219, 220
糖質 …… 29, 38, 39, 40, 41, 42, 53, 57, 60, 63, 70, 152, 153, 170, 190, 219, 223, 224
糖タンパク …… 128, 143
糖尿病 …… 51, 87, 139, 149, 223
動脈硬化 …… 194
動脈壁 …… 188, 192
ドーパミン …… 55
トランスファーＲＮＡ …… 84
トリプシノーゲン …… 51
トリプシン …… 51, 53, 101, 112, 114, 221
トリプトファン …… 45, 55, 58, 59, 65, 201, 211, 212
ドリン剤 …… 211
トレオニン …… 58, 59, 79, 86

な

内臓障害 …… 227
鉛中毒 …… 99, 149, 207

に

ニコチン酸 …… 55, 64, 65, 109, 211, 212
二酸化炭素 …… 38, 39, 40, 41, 67, 109, 210
二次構造 …… 97, 196
二重らせん構造 …… 88
ニトロ化合物 …… 212
尿中アミノ酸量 …… 30
尿中窒素量 …… 152
尿毒症 …… 215

ね

熱運動 …… 122
ネフローゼ …… 215
粘質多糖体 …… 109, 201, 202

の

脳溢血 …… 188
脳下垂体 …… 48, 49, 115, 127, 137
膿胸 …… 113
脳血栓 …… 188
脳梗塞 …… 188
脳細胞 …… 54, 55, 178, 180, 181, 182, 184, 185, 186, 187
脳出血 …… 188
脳卒中 …… 23, 187, 188
脳動脈 …… 188
脳内ホルモン …… 49
脳軟化 …… 188
ノルアドレナリン …… 55, 137

は

肺炎 …… 142
配合タンパク …… 22, 23, 24, 61, 143, 153, 154, 155, 207, 221, 223
白内障 …… 198
橋本病 …… 134
八量体 …… 98
発ガン性 …… 192
白血球 …… 131, 137, 146
半減期 …… 73

脂肪酸 …… 41, 160, 214
十二指腸 …… 50, 51, 101, 136
十二指腸壁 …… 50
主酵素 …… 119, 120, 121, 122, 123
樹状突起 …… 180, 182, 183
腫脹 …… 113
消炎酵素剤 …… 112
消炎ホルモン …… 112
シワ …… 198, 199, 201, 228
腎炎 …… 226
腎機能障害 …… 227
心筋梗塞 …… 194
神経細管 …… 180, 181, 182, 187, 192
神経伝達物質 …… 54, 55
腎結節 …… 226

す

水酸基 …… 100, 192
髄鞘 …… 207
水素イオン濃度 …… 99, 100
ステロイドホルモン …… 48, 127
ストレス …… 32, 34, 136, 137, 138, 139, 140, 141, 149, 153, 175, 219, 221, 228

せ

生触媒 …… 69, 70
性腺刺激ホルモン …… 127
生体膜 …… 125, 128, 183
成長ホルモン …… 115, 127, 154
セリン …… 55, 79, 84
繊維状タンパク …… 95, 97, 168, 204
全身性エリテマトーデス …… 24, 25, 134
セントラルドグマ …… 88, 89

そ

造血組織 …… 111
粗面小胞体 …… 80, 82, 84, 180
ソルビン酸 …… 212

た

第一制限アミノ酸 …… 60, 221
タカジアスターゼ …… 112
脱塩素酵素 …… 212
多発性硬化症 …… 134
単位膜 …… 125
タンパク質摂取過剰 …… 218
タンパク繊維 …… 160
タンパク分解酵素 …… 51, 112, 113, 114, 115, 201
タンパクホルモン …… 127

ち

チアノーゼ …… 87
窒素化合物 …… 40, 74
チトクロームC …… 113, 114, 115
知能指数 …… 178, 187
調節遺伝子 …… 106, 107
腸壁 …… 51, 53, 112, 114, 210, 212
チョー …… 39
貯蔵脂質 …… 151
チョン …… 39, 74
チロキシン …… 55
チロシン …… 45, 55, 58, 64, 86

つ

椎間板ヘルニア …… 172, 173
椎骨 …… 172, 174
痛風 …… 224, 225, 226

き

気管支拡張症 …… 113
規定食事法 …… 152, 153, 154, 155
キモトリプシン …… 51, 112, 114
キャノン …… 104
ギャバ …… 54
球状タンパク …… 94, 95, 97, 98, 121, 124, 180, 181, 182, 197
共有結合 …… 190, 192

く

クッシング症候群 …… 139
クモ膜下出血 …… 188
グリシン …… 45, 54, 57, 58, 106, 111, 117, 118, 194, 213, 225
クリック …… 82, 88, 91
グルクロン酸 …… 201, 212
グルタチオン …… 54, 194
グルタミン酸 …… 51, 54, 55, 56, 57, 58, 74, 86, 194
グロブリン …… 43, 63
クワシオルコール …… 28, 29, 30, 31, 55, 182

け

警告期 …… 137
結核 …… 31, 32, 33, 34, 142, 145, 146
血清タンパク …… 53, 56, 152
血栓性静脈炎 …… 113
血中アミノ酸 …… 53
血糖値 …… 137, 139, 149, 152, 223
解毒 …… 55, 93, 110, 206, 209, 210, 211, 212, 213
ケラチン …… 95, 202, 204, 209

こ

降圧剤 …… 113, 187, 226
公害病 …… 141
光化学反応 …… 40
抗菌性 …… 197
高血圧 …… 26, 113, 187
酵素療法 …… 110, 113, 114, 115, 116
抗体産生細胞 …… 148
紅斑性狼瘡 …… 24
コーディング …… 89
骨髄由来細胞 …… 146
骨層板 …… 169, 170, 172
コラーゲンヘリックス …… 199
コリン …… 55, 210
混合感染 …… 146
コンドロイチン硫酸 …… 109, 201

さ

細小動脈 …… 55
最適ペーハー …… 101, 102
最適ペーハー値 …… 101
酢酸 …… 42
鎖状分子 …… 47, 57
酸化還元酵素 …… 113
酸素運搬能力 …… 79, 86
三大栄養素 …… 38, 39, 41, 50

し

紫外線説 …… 199, 201
軸索 …… 180, 186, 187, 207
自己免疫病 …… 25, 133, 134, 171
システイン …… 63, 64, 74, 110, 193, 194, 196, 201, 202, 204, 207, 208, 209, 212, 213
自発運動性 …… 48

索引

あ

アイソメトリックス …… 165
アクチン …… 97
アジソン病 …… 134
アスパラギン酸 …… 54, 79
アセチルコリン …… 55
アチドーシス …… 100, 137
アデノウイルス …… 142
アミノカルボニル反応 …… 197
アミノ基転移酵素 …… 63
アラニン …… 57, 58, 74, 79
アルギニン …… 45, 55, 64, 197
アルコール脱水素酵素 …… 210, 211
アルブミン …… 43, 44, 63
アロステリック酵素 …… 107, 108, 111, 121

い

異化 …… 68, 69, 71, 72, 73, 74, 78, 93, 105, 151, 165, 176, 181, 215, 219, 220, 225
胃潰瘍 …… 194
異種タンパク …… 87, 115, 116
イソロイシン …… 59
インシュリン …… 51, 87, 127, 149, 223, 224
インターフェロン …… 122, 123, 142, 143, 144, 145, 219
インフルエンザ …… 142

う

ウイルス感染症 …… 143
ウロキナーゼ …… 116

え

栄養素欠乏症 …… 150
栄養補助食品 …… 23
エキスパンダー …… 165
エンケファリン …… 49, 54
エンゲルス …… 42
エンドルフィン …… 49

お

オキシダント …… 196, 206
オリゴマータンパク …… 98, 99, 108

か

可逆反応 …… 40
確率的親和力 …… 123
可欠アミノ酸 …… 63, 64, 74
過酸化脂質 …… 183, 193
ガストリン …… 52
脚気 …… 150
鎌型赤血球症 …… 86
カリクレイン …… 113
カルシウム …… 108, 119, 167, 168, 169, 170, 171, 172, 181, 186, 225
カルボキシル基 …… 44, 45
肝硬変 …… 28, 214
ガン細胞 …… 131
肝細胞 …… 116
間質 …… 168, 169
関節痛 …… 171, 172
肝臓病 …… 27

三石 巌　MITSUISHI Iwao

1901年－1997年。東京生まれ。東京帝国大学（現東京大学）理学部物理学科および同工学部電気工学科大学院卒業。日本大学、慶應義塾大学、武蔵大学、津田塾大学、清泉女子大学の教授を歴任。理科の教科書、子どものための科学書から専門書まで、生涯著作は300冊以上にのぼる。科学学術用語の統一にも力を尽くした。60歳の時に分子生物学の研究を開始し、三石理論を確立、分子栄養学による健康自主管理を実践した。株式会社メグビーと三石理論研究所はその活動拠点として自ら設立したものである。創造性と論理に基づく発明家精神を発揮し続け、活性酸素の害は驚くほど早い時期に提唱していた。亡くなる直前まで講演、執筆による啓蒙活動を続け、生涯現役を貫いた。

高タンパク健康法

病気やストレスに負けないために

健康基本知識シリーズ 1

2018年8月1日　初版第1刷発行
2023年5月1日　第2版第3刷発行

著者　三石 巌
発行人　阿部秀一
発行所　阿部出版株式会社
〒153-0051
東京都目黒区上目黒 4-30-12
TEL：03-5720-7009（営業）
03-3715-2036（編集）
FAX：03-3719-2331
http://www.abepublishing.co.jp
印刷・製本　アベイズム株式会社

ISBN978-4-87242-662-5　C0047